母乳·辅食

主编 **马良坤**

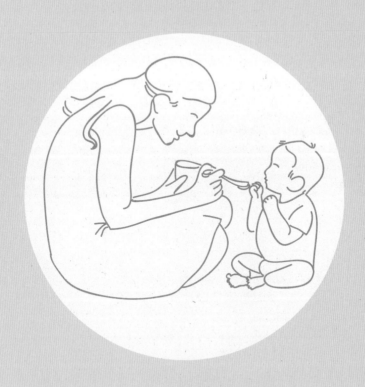

青岛出版社
QINGDAO PUBLISHING HOUSE

图书在版编目（CIP）数据

母乳·辅食 / 马良坤主编 . -- 青岛：青岛出版社，2021.4

ISBN 978-7-5552-9657-7

Ⅰ . ①母… Ⅱ . ①马… Ⅲ . ①母乳喂养 – 基本知识 ②婴幼儿 – 哺育 – 基本知识 Ⅳ . ① R174

中国版本图书馆 CIP 数据 核字（2020）第 221579 号

《母乳·辅食》编委会

主　编	马良坤
副主编	王　琳　赵　红
编　委	石艳芳　张　伟　石　沛　王艳清　乔会根
	杨　丹　余　梅　李　迪　熊　珊

书　名　母乳·辅食
　　　　MURU FUSHI
主　编　马良坤
出版发行　青岛出版社
社　址　青岛市海尔路182号（266061）
本社网址　http://www.qdpub.com
邮购电话　0532-68068091
策划编辑　刘晓艳
责任编辑　郑万萍
封面设计　夏　琳
全案制作　悦然文化
内文图片　悦然文化　海洛创意
印　刷　青岛乐喜力科技发展有限公司
出版日期　2021年4月第1版　2021年4月第1次印刷
开　本　16开（170mm×240mm）
印　张　13
字　数　150千
图　数　260幅
书　号　ISBN 978-7-5552-9657-7
定　价　49.00元

编校印装质量、盗版监督服务电话：4006532017　0532-68068050

序

提前拜读了马良坤教授主编的这套"马良坤科学孕产育儿"系列丛书，心里着实为准备成为父母的年轻人感到高兴。现代社会，养育孩子早已不是简单的吃饱穿暖，父母都希望孩子得到最好的照顾。而备孕、怀孕、分娩、育儿确实不是大家想象得那样简单，需要掌握很多的专业知识。第一次做父母的年轻人，往往缺乏专业知识和实践经验，面对网络上真假难辨的孕产育儿信息，难免会无所适从。

马良坤教授主编的这套孕产育儿图书共六本，包括《备孕·怀孕》《胎教·抚触》《分娩·坐月子》《产后恢复·塑形》《母乳·辅食》《护理·早教》，介绍了年轻父母所需要的从备孕、怀孕到育儿的先进理念和科学养育方法。书中细致地阐述了备孕的注意事项、孕期的营养和运动方案、分娩时和月子期的科学应对、产后恢复的方法，以及婴幼儿的喂养、护理和早期教育方法等，其中介绍的许多操作方法简便又实用，使年轻父母可以获取一些解决问题的捷径。

马良坤教授既是一位具有丰富临床经验的妇产科医生，又是一位二胎妈妈，她清楚地知道年轻父母在面临生育问题时有怎样的困扰，也懂得如何有效地去解决这些问题。在忙碌的临床工作之余，马良坤教授还能抽出时间做科普工作，我相信她是带着一份为"推进健康中国建设，提升国民健康水平"而努力的使命感的。

真诚地希望读者能从这套孕产育儿图书中获益，也祝福大家都能拥有幸福美满的家庭！

黄正明

中国医药教育协会会长

联合国生态生命安全科学院院士

解放军总医院第五医学中心教授、博士生导师

前言

　　婴儿时期是孩子一生中营养需求最大的时候，生命早期 1000 天的良好营养和科学喂养是儿童健康最重要的保障，对宝宝体格生长、智力发育、免疫功能等至关重要。

　　如今，大多数妈妈已经意识到母乳喂养的重要性，加上配方奶频出安全问题，越来越多的妈妈选择母乳喂养。这当然是非常好的现象，但对新手妈妈来说，母乳喂养的实际操作中难免遇到问题。比如不正确的喂养方式引起妈妈乳头皲裂，按需喂养不会判断宝宝什么表现是真的饿了，因方法不当而追奶失败等。本书针对这些问题，从实际出发，给出了专业科学的解决方法，尽力让每一位妈妈都能掌握科学的母乳喂养方法。

　　随着宝宝成长，添加好辅食成为妈妈们面临的又一个难题。我们遵循科学、实用的原则，针对每个阶段的宝宝，介绍了辅食喂养常遇到的问题和应对方法，并提供了适合各月龄阶段的辅食食谱，帮助妈妈能轻松做好辅食，为宝宝打造强健体格。此外，针对宝宝经常遇到的各种疾病，如感冒、发热、咳嗽等，本书提供了常见病辅食食谱，让宝宝在生病的时候吃到让他感觉舒服的食物，缓解疾病带来的不适。

　　本书由协和专家和营养专家团队共同打造，愿我们能陪伴着您的宝宝健康、快乐地成长！

目录

CONTENTS

第1章 产后0～3天
开奶关键期

第 2 章

产后 4 天至 3 个月
科学催奶，奶水充足喂好娃

第3章

产后 4～6 个月
积极追奶，尝试给宝宝添加辅食

第4章

产后7～9个月
巧妙背奶，循序渐进添加辅食

第5章 产后10～12个月
智慧应对断奶，培养宝宝良好饮食习惯

宝宝1～2岁
爱上吃饭，向大人饮食过渡

第7章 常见病辅食，
帮助宝宝应对各种不适

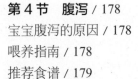

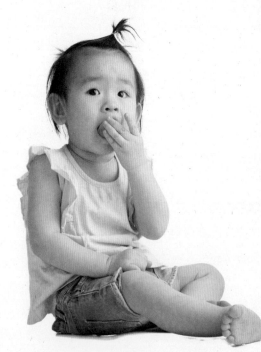

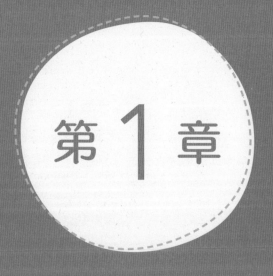

第1章

产后0～3天
开奶关键期

早开奶，避免乳房胀得像石头

开奶就是给宝宝第一次喂奶，不论是顺产妈妈还是剖宫产妈妈，产后30分钟都是给宝宝喂奶的黄金时段。开奶越早，妈妈的乳房越不易胀痛，而开奶太晚，乳汁积聚在乳房里没有及时被吸出来，会导致乳汁淤积，乳房胀痛难忍。

有的妈妈会说自己的乳房还没胀呢，甚至还没奶呢，怎么喂？答案是：没奶也要喂，宝宝的吸吮有利于促进乳汁的分泌。

产后 2 ~ 3 天没有奶水也属正常

有些妈妈会出现产后 2 ~ 3 天没有初乳分泌的情况，这会让妈妈焦急万分。其实，妈妈大可不必担心，因为新生儿头 3 天是不需要什么食物的，新生儿从母体中已经带够了维持 3 天的"粮食"，妈妈不用担心会饿着宝宝。妈妈可以通过热敷乳房，让宝宝早吸吮、多吸吮，促进泌乳。

宝宝是最好的"开奶师"

乳汁的分泌包括三个生理过程。

·乳汁的生成

女性分娩后，垂体前叶就开始分泌一种叫泌乳素（又叫催乳素）的激素，它可刺激乳腺合成脂肪、乳糖和蛋白质等，生成乳汁。

·乳汁的分泌

乳腺细胞在泌乳素的刺激下制造乳汁后，分泌到乳腺泡内。

·乳汁的溢出

宝宝的吸吮刺激使妈妈的垂体后叶释放催产素，催产素随血液到达乳房，刺激乳汁喷射。每次婴儿吸吮乳头时，信号经下丘脑转达到垂体。婴儿开始吸吮30 ~ 90秒后，乳腺管压力增高，使得乳汁溢出。

· 尽早让宝宝吮吸的好处

1 宝宝出生后吸吮欲望最强烈，尽早喂奶能使宝宝很快学会吃奶。

2 促进乳汁尽早分泌。

3 尽早建立催乳和排乳反射，促进乳汁分泌。

4 促进子宫收缩，帮助恢复。

5 母乳中的低聚糖可促进宝宝建立肠道菌群和免疫系统。

妈妈经验谈

乳头保护罩能保护乳房

宝宝出生后3天，我开始涨奶，基本需要每40分钟喂一次奶，乳头被吸吮得特别疼。于是，我用了乳头保护罩，还挺好用的，宝宝吸的时候还是有点疼，但不直接接触乳头，明显感觉好多了。母乳喂养是个持久战，保护好"粮仓"很重要！

母婴同室，有利于尽快建立泌乳反射

产后如果妈妈和宝宝都没有异常情况，建议母婴同室，使妈妈及早建立泌乳、排乳的反射，这种反射建立越早越有利于哺乳。同时，母婴同室还能加强亲子依附关系、增进母子感情，也能够提升母亲母乳喂养的信心。

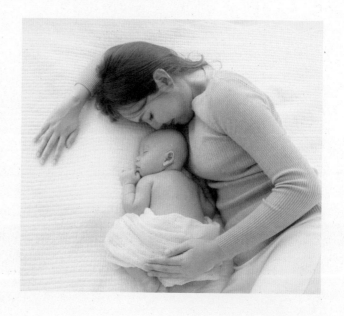

宝宝正确的吸吮动作

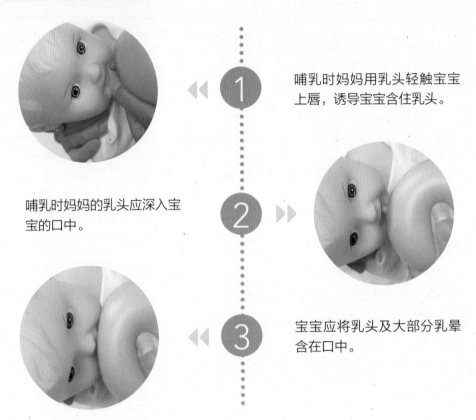

1　哺乳时妈妈用乳头轻触宝宝上唇，诱导宝宝含住乳头。

2

哺乳时妈妈的乳头应深入宝宝的口中。

3　宝宝应将乳头及大部分乳晕含在口中。

新生儿头 5 天食量很小

天数	奶量（毫升）	
第 1 天	5 ~ 7	相当于豌豆大小
第 2 天	10 ~ 13	相当于葡萄大小
第 3 天	22 ~ 27	相当于红枣大小
第 4 天	36 ~ 46	相当于乒乓球大小
第 5 天	43 ~ 57	相当于鸡蛋大小

按摩，帮助宝宝顺利完成第一次吸吮

大多数妈妈在产后 2 ~ 3 天乳汁才开始充盈，在此之前，妈妈要放松心情，让宝宝早吸吮、多吸吮。为防止乳汁大量分泌后，乳腺管不通，乳汁淤积而引发乳房胀痛，妈妈可以对乳房进行按摩，为大量泌乳做好准备。同时，按摩时对乳头的刺激也有助于乳汁分泌。

按摩前的准备工作

① **环境准备：** 室温保持在 26 ~ 28℃，湿度控制在 50% ~ 60%。

② **物品准备：** 准备数块消毒纱布、持物钳、香油纱布或处理过的香油、点穴棒、乳房刷、按摩油、毛巾等。

③ **身心准备：** 妈妈要放松心情，取舒适的体位，如坐在椅子上或半卧位等。

按摩步骤

触诊检查：
通过对乳房望、触诊，评估乳房情况。

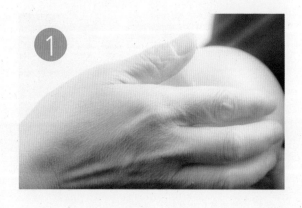
①

注：按摩时要适度用力，切忌大力揉搓，以免损伤乳腺。

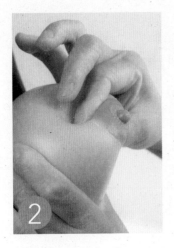

尝试挤奶：
了解乳腺管是否通畅以及泌乳情况。

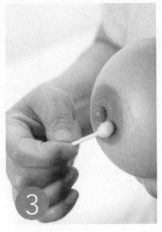

软化乳头：
用清洁的香油纱布覆盖乳头，或用清洁棉签蘸取香油外涂乳头。

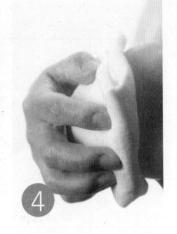

清洁乳头：
取清洁纱布，覆盖在覆着香油纱布的乳头上，用手轻轻按摩，刺激乳晕平滑肌收缩，边牵拉边轻轻旋转清洁乳头，这时会有一些乳腺管内的分泌物在牵拉后被排出。

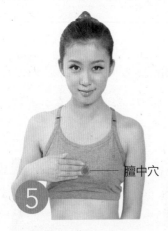

膻中穴

按揉膻中穴：
位于胸部两乳头连线的中点，平第四肋间处。除拇指外四指并拢，用指腹轻轻按揉膻中穴1～3分钟。

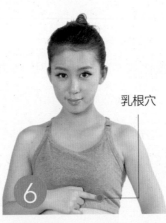

乳根穴

按压乳根穴：
乳头直下，乳房的根部即乳根穴。用食指指腹着力按压乳根穴，每天早晚各按压3～5分钟。

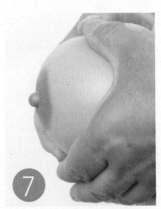

按压按摩：
双手拇指放在乳房上，四指在乳房两侧，然后由基底部向乳头方向挤压。

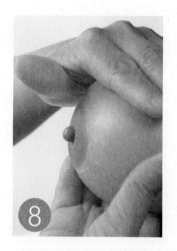
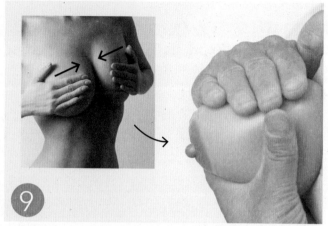

环形按摩：
用双手的手掌托住乳房的
上下方，由基底部向乳头
来回做环形方向按摩。

乳房底部按摩：
将大拇指放在腋下，剩下的手指在乳房下部横向托住，
然后将两个胳膊肘向内收紧，使胸部挺起来。接着用
两只手把一侧乳房包住，像揉面团似的，顺着手指方
向揉动乳房。

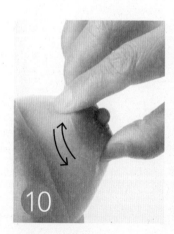
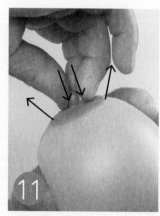
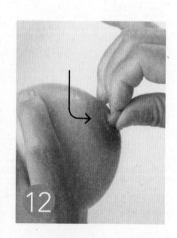

旋转按摩乳头：
用拇指、食指、中指垂直
夹起乳头，一边压迫着乳
头尽量让手指收紧，一边
变化位置旋转按摩。

纵向按摩乳头：
用拇指、食指、中指的指腹
顺乳腺管走行方向来回按摩
乳头。这能通畅乳腺管。

牵拉按摩乳头：
用拇指、食指、中指从
乳晕部分向乳头方向挤
压乳头。

初乳，给宝宝的最珍贵礼物

大部分妈妈开始分泌初乳

大部分妈妈在产后第 2 天或第 3 天，也有的在第 4 天时，双侧乳房充血而开始发胀、膨大，有胀痛感及触痛，开始分泌乳汁，这时分泌的奶量较少，是初乳。

初乳的主要特征：颜色为黄白色，这是由于初乳中富含维生素 A ；较稠，这是因为含有较多的蛋白质。初乳是新生儿来到这个世界上的第一口食物，也是妈妈给宝宝最好、最珍贵的礼物。

初乳富含抗体及宝宝所需要的各种酶类、碳水化合物等，具有高蛋白质、低脂肪的特点。初乳中的免疫物质可以在宝宝未成熟的肠道表面上形成一层保护层，阻止细菌、病毒的附着，这些是其他任何食品都无法提供的。所以完全可以说，初乳赋予了宝宝人生中的第一次免疫，对宝宝的生长发育具有重要意义。

不管外观如何，初乳也不应舍弃

初乳一般来说质地较为浓稠，颜色呈微黄色。但也有些妈妈的初乳会很稀薄，甚至和水一样，民间有观念认为这种乳汁不洁，很多长辈会要求妈妈将其挤出扔掉。

科学研究表明，初乳之所以会存在外观上的差异，主要是因为妈妈体内含水量不同。不管外观如何，初乳都含有成熟母乳中没有的珍贵营养成分，因此就算是比较稀薄的初乳也不应舍弃，而是应该在分娩后尽快让宝宝吸吮乳头，让每一滴初乳都被宝宝吸进肚子里。

母婴隔离时，宝宝也可吃初乳

若婴儿在出生后由于早产、疾病或其他一些原因需要与妈妈分开，不能在第一时间吃到母乳，那也不要紧，妈妈可以尽早把初乳挤出，用干净的容器储存起来。

如果医院允许，妈妈可以把挤出来的初乳交给护士，拿给宝宝喝。

如果宝宝暂时不能吃初乳，妈妈可以将挤出的初乳放到冰箱储存起来，如果宝宝短期内能喝，放在冰箱里冷藏；如果宝宝短期内不能喝，放在冰箱冷冻室里储存。等到宝宝可以吃母乳的时候，再把初乳复温之后喂给宝宝吃。

在此期间，妈妈要按时挤奶，热敷乳房，避免乳汁淤积造成涨奶，引起乳房胀痛。

没奶也不用急着喂任何饮料和代乳品

新生儿是存储着水、脂肪和葡萄糖等营养素诞生的，最初几天，少量的初乳完全能满足宝宝的需求，并不需要额外添加任何饮料和代乳品。如果添加，只会给母乳喂养造成不良的影响。

喂奶前，如给宝宝喂水、喂糖水或其他代乳品等，宝宝有了满足感，就会减少对母乳的需求，也就不能有力地吸吮乳头，从而减少对乳房的吸吮刺激，使妈妈泌乳量减少，导致乳量不足，不利于母乳喂养和宝宝的健康发育。

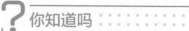

？你知道吗

哺乳妈妈要安全用药

哺乳期妈妈遇到健康问题，需遵医嘱服药。对于医生嘱咐无须暂停哺乳的药物，最好在一次哺乳结束后服用，这样距下次哺乳间隔了一段时间，能降低母乳中的药物浓度。

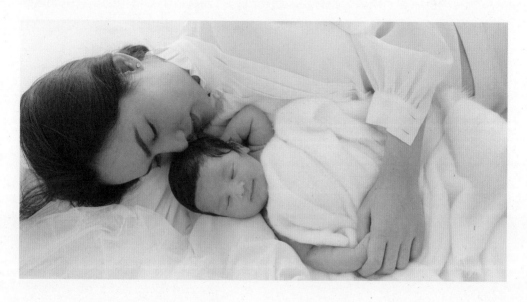

新手妈妈成功哺乳全攻略

产后别着急喝催乳汤

宝宝出生后让宝宝尽早吸吮乳房、频繁吸吮乳房有利于乳腺管通畅，乳腺管通畅后就能正常哺乳了。有些妈妈经过宝宝吸吮就轻松泌乳了，有些妈妈则会出现肿胀、发热等涨奶症状，这时需遵医嘱通乳。

如果在妈妈乳腺管还没有彻底通畅前就喝催乳汤，会导致乳汁生产过多但排不出来，造成乳腺管堵塞，出现乳房胀痛。所以在乳腺管通畅之前，千万不要喝催乳汤。

·喝催乳汤前注意这 3 个问题

很多妈妈觉得自己母乳少就大量喝传统的催乳汤，但她们忽略了 3 个问题：

奶水真的不够吗?

为什么奶水不够?

喝荤汤才催乳吗?

宝宝出生后的一周内妈妈分泌的是初乳，初乳是透明偏黄色的，有的老人会认为乳白色的奶才有营养，透明偏黄的初乳奶质不佳，因此着急让妈妈喝催乳汤，改善奶质。其实这是错误的!

·初乳的量较少，不要盲目喝催乳汤

实际上，初乳的量是很少的，一天的产量在 15 ~ 45 毫升都属于正常范围，这时宝宝的胃也只有一颗豌豆大小，同初乳的分泌量是相匹配的，所以担心宝宝不够吃而喝催乳汤，是没有必要的。另外，对于初为人母的妈妈来说，很可能会出现乳腺管不通的情况，乳腺管不通会造成排乳不畅，此时妈妈需要的是通乳而不是催乳。如果在没有明确乳腺管畅通的前提下就盲目催乳，很有可能加剧乳腺管堵塞，最终造成乳腺发炎，不仅影响哺乳，还会给妈妈带来巨大的痛苦。

· 喝点蔬菜汤

身体健壮、营养好、初乳分泌量正常的妈妈，完全可以不喝或少喝传统的催乳汤，只要合理搭配饮食，多摄入水分即可。比如，可以多喝蔬菜汤、红豆汤等，没必要过分摄入荤汤，以免造成乳房过度充盈而引起不适。

母乳喂养成功的关注点

· 抓住催乳的最佳时间和方法

产后半小时让宝宝吸吮乳头

在婴儿出生半小时内，让宝宝吸吮妈妈的乳头，通过宝宝的吸吮，能有效刺激妈妈分泌泌乳素，从而促进乳房分泌乳汁。让宝宝频繁地吸吮，母乳的分泌才会越来越多。

产后 24 小时内、产后第 3 天进行乳房按摩

最好在泌乳初期做乳房按摩，为哺乳做准备。一般是产后 24 小时内和产后第 3 天各按摩 1 次效果最佳。按摩乳房前需要先热敷乳房，有硬结的地方尤其要多敷一会儿，这样能减少按摩时的疼痛。

产后 7 ~ 10 天再喝催乳汤

对于乳腺管还未通畅的宝妈，过早喝催乳汤会额外增加乳房负担，加重乳房胀痛。而对哺乳正常的宝妈来说，过早喝催乳汤会导致乳汁分泌过多，新生儿吃不了，如不及时吸出，会使妈妈的乳腺管堵塞而出现乳房胀痛。因此，建议产后 7 ~ 10 天再喝催乳汤。

两侧乳房轮换着喂奶

宝宝往往不能两个乳房都吸空，如果每次都先喂同一侧乳房，那么后喂的一侧乳房受到的刺激会减少，自然会影响泌乳量，时间长了会引起大小乳（两侧乳房大小不一致）。如果宝宝食量小，吃完一侧就饱了，可以每次只喂一侧乳房，两侧交替喂奶。

马医生贴心话

改善乳房大小不一的方法

如果妈妈出现两侧乳房大小不一时，可以让宝宝多吸吮小的一侧，增加刺激，尤其是宝宝饥饿时更要吸吮乳房小的一侧，因为这时宝宝吸吮能力较强，刺激效果更好，能很好地改善乳房大小不一的情况。

多多吸吮

妈妈的奶水越少，越要增加宝宝吸吮乳头的频次。因为宝宝吸吮的力量较大，正好可以借助宝宝的嘴巴来按摩乳晕，所以吸吮越多，奶水分泌越多。

营养均衡，适当吃催乳食物

妈妈要保持营养均衡、食物多样化，保证充足的水分摄入。吃得好不一定就是要"大补"。经常大量喝猪蹄汤、鸡汤等，不仅容易堵塞乳腺管，影响乳汁分泌，还会使乳汁中的脂肪含量高，很可能导致宝宝出现脂肪性腹泻，时间长了会使宝宝营养不良。所以，催乳最重要的是吃得营养均衡，既让自己奶量充足，又能保证营养而不发胖。

妈妈应充分休息

妈妈夜间会起来给宝宝喂几次奶，所以晚上往往睡不好觉，而睡眠不足会导致奶水减少。所以，妈妈要尽量根据宝宝的生活规律调整休息时间，当宝宝白天睡觉的时候，妈妈也抓紧时间躺下休息。保证自己有充足的休息时间，不仅能让妈妈保持充足的精力和体力，还会让妈妈的奶量增加。

·母乳喂养要按需哺乳

母乳喂养最重要的原则就是按需哺乳。所谓"按需哺乳"，就是宝宝什么时候饿了，妈妈感觉涨奶了，就什么时候给宝宝哺乳。按需哺乳不仅适用于新生儿喂养，也适用于整个婴儿期喂养。及时、恰当地满足婴儿的需要是培养其心理健康的必要条件，这也有利于建立母子之间良好的依恋与信任，为今后和谐的亲子关系打下坚实的基础。

一般来说，无论妈妈乳房大小，都能产生足够的乳汁满足自己宝宝的需求，妈妈要对母乳喂养有信心。每对母子的喂奶频率和习惯都不尽相同，妈妈要仔细摸索规律，建立起符合宝宝需求的喂养习惯。

按需，绝对不是比照别人的喂奶频率和习惯，也不是完全按照一些书本上的平均哺乳时间来喂养自己的宝宝。每个宝宝的胃口大小不同，如果宝宝的生长曲线正常、尿便次数正常，一般就是吃到了足够的母乳。因此，妈妈一定要细心观察自己的宝宝，真正了解宝宝的需要，并掌握基本的哺乳原则，根据宝宝的情况按需哺乳。

剖宫产妈妈如何成功哺乳

· 树立信心，剖宫产妈妈也有奶

剖宫产妈妈乳汁分泌不及自然分娩的妈妈快，这的确是事实。因为母体没有经历自然分娩的过程，体内的泌乳素一时达不到迅速催乳的程度。剖宫产妈妈手术后刀口会有疼痛感，可能不能及时哺乳，不能及时刺激母体分泌乳汁，这会影响开奶时间，但不会影响最终的母乳量。

 马医生贴心话

剖宫产手术时的麻药不会影响喂奶

剖宫产时使用的一般是硬膜外麻醉，麻醉药剂量不会对乳汁造成影响，即便产后半小时内就开始喂奶也不会对宝宝造成任何危害。

所以，剖宫产妈妈更要让宝宝频繁吸吮，这是加快乳汁产出的最有效的办法。最好在妈妈清醒后就尽量让宝宝吸吮乳房。现在很多剖宫产手术是局部麻醉，妈妈自始至终都是清醒的，所以剖宫产妈妈完全可以跟顺产妈妈一样，在手术后半小时就让宝宝吸吮乳房。

· 产后正确的哺乳姿势

剖宫产妈妈起初很难像顺产妈妈一样采取灵活的哺乳姿势，同时也很难采取标准的侧卧位。因此，对于剖宫产妈妈来说，学会正确的哺乳姿势既有利于身体恢复，也有助于宝宝吸吮。下面 3 种哺喂姿势就非常适合剖宫产妈妈。

1 平卧式哺乳

术后 6 小时内剖宫产妈妈可采取平卧式哺乳方法。妈妈平躺在床上，在其左侧或右侧腋下垫 1 个 5 ~ 8 厘米高的枕头或软垫，露出同侧的乳房。然后让宝宝面朝乳房侧卧于枕头上。妈妈的手臂扶着宝宝的背或在宝宝背后垫个小枕支撑其背部，另一只手托住乳房，其他家人帮助宝宝衔乳。

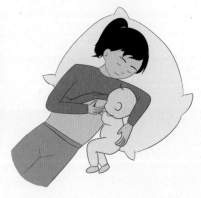

2 床上坐位哺乳

妈妈背靠床头坐或取半卧位，家人帮助
妈妈将后背垫靠舒服，将枕头或棉被叠
放在身体一侧，其高度约在乳房下方，
妈妈可根据个人情况自行调节。将宝宝
的臀部放在垫高的枕头或棉被上，腿朝
向妈妈身后，妈妈用胳膊抱住宝宝，使
他的胸部紧贴妈妈的胸部。妈妈用另一
只手以"C"字形托住乳房，让宝宝含
住乳头和大部分乳晕。

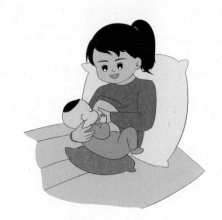

3 床下坐位哺乳

妈妈坐在床边的椅子上，尽量坐舒服，
身体靠近床沿，并与床沿成一夹角，把
宝宝放在床上，用枕头或棉被把他垫到
适当的高度，使他的嘴能刚好含住乳头。
妈妈环抱住宝宝，用另一只手以"C"
字形托住乳房给宝宝哺乳。

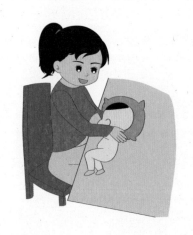

·防止发生乳头混淆的小秘诀

剖宫产妈妈因为泌乳比较晚，有可能需要加喂配方奶，但是最好不要用奶瓶
直接喂宝宝，以免宝宝产生乳头混淆，不再吸妈妈的乳汁。

这里教给妈妈们一个好方法，让宝宝先含住妈妈的乳头，然后用输液用的一
小段软胶管（很细很细的那种），一头放在奶瓶里，一头顺着宝宝的嘴角轻轻插
进宝宝嘴里，宝宝就可以一边吸吮妈妈的乳头，一边喝到配方奶了。这样既刺激
了妈妈的泌乳反射，又不至于让宝宝饿肚子，还不用担心奶瓶造成宝宝乳头混淆。

·重视心理恢复

剖宫产除了在妈妈身体上留下伤口之外，还可能给妈妈带来心灵上的创伤，有些妈妈对没有亲身经历宝宝被自然娩出的过程，感到很遗憾，并且很难进入母亲角色。这需要妈妈及时调整心态，家人也应及时抚慰、引导。

·不要盲目催乳

很多人认为，剖宫产妈妈较顺产妈妈更加虚弱，泌乳慢，所以要尽快补充营养，要喝大量的催乳汤。这种做法不是爱妈妈，而是害了妈妈。

产后妈妈一般都会面临乳腺管不通畅的问题，此时如果食用过多催乳的汤汤水水，会造成泌乳量增多但排不出来，大量的乳汁淤积在乳房内，很容易引起乳房胀痛，甚至引发乳腺炎。另外，妈妈产后立即大补，也易导致急性胃肠炎或胆囊炎。

所以，产后不要大量饮用催乳汤，建议在产后 7 ~ 10 天后根据乳汁的分泌情况酌情进食催乳汤，总之应循序渐进，慢慢促进乳汁分泌。

宝宝出生的两三天内，其实不会太饿，在这几天里他们正忙着排出胎便。妈妈们应做到的是保证每天哺乳 8 ~ 12 次，充分的吸吮既能让宝宝吃到富含抗体的初乳，也能刺激妈妈泌乳。

母乳喂养是否能坚持，不在于妈妈的年龄，也不在于妈妈是顺产还是剖宫产。妈妈身体健康、营养充足，保持母乳喂养的信心，就是乳汁源源不断产生的动力。

 马医生贴心话

当心产后贫血

剖宫产妈妈如果手术失血很多，很可能患上产后贫血。一般情况下，妈妈出院前会被抽血检查是否贫血。如果贫血，应遵医嘱服用铁剂。在贫血纠正后，仍需继续服用铁剂 2 ~ 3 个月，甚至更长时间，以补充体内的铁储存量。
除口服铁剂外，妈妈还要保证充分休息，补充营养，多食用一些富含铁的食物，如鸡肝、猪肝、动物血、瘦肉、蛋黄、海带、黑芝麻、木耳、黄豆、蘑菇、油菜等。

第5节

正确的喂奶姿势

摇篮式

妈妈在有扶手的椅子上（也可靠在床头）坐直，把宝宝抱在怀里，在宝宝身体下垫上枕头，胳膊肘弯曲，让宝宝后背靠着妈妈的前臂，宝宝与妈妈胸贴胸、腹贴腹，不要弯腰或者探身。另一只手放在乳房下呈"C"形支撑乳房，让宝宝贴近乳房，喂奶。这是早期喂奶比较理想的方式。

橄榄球式

将宝宝抱在身体一侧，胳膊肘弯曲，用前臂和手掌托着宝宝的身体和头部，让宝宝面对乳房，另一只手托起乳房，将乳头送到宝宝嘴里。妈妈也可以在腿上放个垫子，宝宝会更舒服。剖宫产及乳房较大的妈妈适合这种喂奶方式。

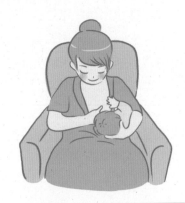

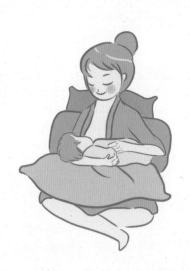

？你知道吗

为什么必须穿哺乳文胸

很多妈妈坐月子期间嫌麻烦而不穿文胸，其实这是不好的习惯。正确佩戴文胸，能支撑和扶托乳房，防止乳房下垂，促进乳房血液循环，保护乳头免受摩擦。哺乳妈妈不要佩戴带钢托的文胸，要戴专门的哺乳文胸。

侧卧式

　　妈妈侧卧在床上，让宝宝面对乳房，一只手揽着宝宝的身体，另一只手将乳头送到宝宝嘴里，然后微托住乳房哺乳，以免堵住宝宝口鼻。这种方式适合给新生儿哺喂以及妈妈疲倦时喂奶，也适合剖宫产妈妈喂奶。

半躺式

　　在分娩后的最初几天，妈妈坐起来仍有困难时，以半躺式的姿势哺喂宝宝最为适合。用枕头垫高妈妈后背，呈半卧位，让宝宝横倚在妈妈的腹部进行哺乳。对于乳汁流速过快的妈妈来说，这个姿势不容易让宝宝呛奶。

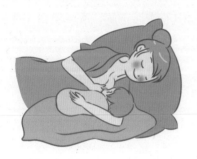

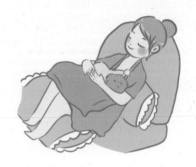

新生儿正确含接姿势

1 婴儿嘴巴张大，下唇外翻。

2 舌呈勺状环绕乳房。

3 面颊鼓起呈圆形。

4 可见到上方的乳晕比下方多。

5 慢而深地吸吮，有吞咽动作和声音。

母乳充足评价参考指标

1 吃奶时：
宝宝有吞咽声，吃奶后神情满足，可安静入睡。

2 精神：
宝宝睡醒后眼睛明亮，反应机敏。

3 排泄：
纯母乳喂养的宝宝，每日应有6次以上小便。

4 体重增长：
宝宝出生1周后体重不再下降，2周后体重开始增加，生后第1个月增重600克以上，以后每月增长750克左右。

宝宝也需要补充维生素 D

母乳是宝宝最好的营养来源，能提供 0 ~ 6 个月宝宝身体发育所需的几乎所有营养素，母乳中的蛋白质、脂肪、水溶性维生素、维生素 A、铁等营养素与哺乳妈妈的饮食有关，但维生素 D 不易直接从饮食中大量摄取。所以，母乳中维生素 D 的含量较少，而维生素 D 有助于体内钙的吸收和利用。虽然适宜的阳光照射会促进皮肤中维生素 D 的合成，但这个方法操作不是很方便，所以宝宝出生后数日就应开始补充维生素 D，以维持神经肌肉的正常功能和骨骼的健全。

维生素 D 的来源

1 出生时，体内自带的维生素 D 能维持 2 周。

2 天然食物含维生素 D 的量普遍不高，除多脂的海鱼、蛋黄等。

3 日光照射皮肤合成维生素 D，这是主要来源。

补充维生素 D 的方法

1 纯母乳喂养
在婴儿出生 2 周后，每日可喂给宝宝 400IU 的维生素 D 制剂。如果宝宝为早产儿、低体重儿等，可考虑适当增加剂量。

2 配方奶喂养
如配方奶中含维生素 D 达不到 400IU，需每日额外补充维生素 D。目前，大品牌的配方奶基本都添加有维生素 D，当宝宝每天摄入的配方奶量达 600 毫升时，一般可不用额外补充维生素 D。

不适合母乳喂养怎么办

有不少妈妈可能出于各种原因，不得不放弃母乳喂养，妈妈无须为此感到遗憾，甚至心存内疚。现在的宝宝很幸运，尽管不能吃妈妈的奶，但还有接近母乳的配方奶，一样能让宝宝健康成长。

如果妈妈患有以下疾病，应遵医嘱酌情母乳喂养。

代谢疾病	糖尿病	患糖尿病的妈妈遵医嘱来决定是否可以哺乳
	甲状腺功能亢进	一般可以进行哺乳
传染性疾病	结核病	当妈妈患有肺结核时不宜母乳喂养。尤其是结核病活动期
	肝炎	不宜母乳喂养，包括无症状的乙型肝炎表面抗原（HBsAg）和乙型肝炎 e 抗原（HBeAg）双阳性者
心血管疾病	心脏病	根据心功能及用药情况决定
肾脏疾病	肾病	患有肾病的妈妈，喂奶对妈妈和宝宝的健康都不利，在肾病治疗期间建议停止母乳喂养
其他疾病	乳头皲裂、乳腺炎	可暂停亲喂，及时治疗，以免加重病情，但可以将母乳挤出，用滴管或勺子喂宝宝
	急性或严重感染性疾病	如肺炎、严重的感冒等，往往需要服用抗生素类药物，应暂停授乳，以防药物通过乳汁危及宝宝

配方奶是母乳最好的替代品

配方奶以牛奶（或羊奶等）为主要原料，模拟母乳营养成分，能满足宝宝生长发育的基本营养需求，是较理想的代乳品，而且也是除母乳外婴儿食品的最佳选择。

另外，某些宝宝由于特殊膳食的需要或生理上的异常需要，必须选择特殊配方奶。例如，早产儿可选择早产儿配方奶，先天性代谢缺陷儿须选择专门设计的医学配方奶，对牛乳过敏的宝宝则选用大豆分离蛋白配方奶粉或深度水解蛋白配方奶粉等。

如何给宝宝选择好奶粉

市场上有很多种婴幼儿配方奶粉，其基本原料大多是牛奶，不同品牌的配方奶添加的维生素、矿物质等营养成分含量不同，各有偏重。为宝宝选择时，要选择按照国家统一的奶制品标准加工制作的、正规渠道经销的、适合宝宝月龄的奶粉，要看是否有生产日期、有效期、保存方法、厂家地址、电话、奶粉成分及含量、所释放的能量、调配方法等。

一般来说，如果选定了一个品牌的奶粉，没有特殊情况，就不要轻易更换或频繁更换，否则容易导致宝宝消化功能紊乱和哺喂困难。

简单 4 步，科学冲调配方奶

① 将烧开后冷却至 40℃ 左右的水倒入已消毒的奶瓶。

② 使用奶粉桶里专用的小勺，根据标示的奶粉量舀适量的奶粉（注意 1 勺奶粉是指 1 平勺，而不是超过小勺或不足 1 勺）。

③ 将奶粉放入奶瓶，双手轻轻转动奶瓶或在水平面轻晃奶瓶，使奶粉充分溶解。

④ 将冲好的奶液滴几滴在手腕内侧或手背，测试奶温不凉也不热即可。

 马医生贴心话

控制好奶汁的温度

将冲泡好的奶汁装入奶瓶中，把奶汁滴几滴在自己的手背上，如感到不凉也不热，这个温度刚好适合宝宝饮用。爸爸妈妈不要采用吮几口奶汁的方式来感觉奶汁温度，这样很不卫生，宝宝的抵抗力弱，很容易引起疾病。

第8节

母乳喂养常见问题的预防与处理

问题	预防	处理
乳头疼痛	宝宝衔乳时，确保乳头和大部分乳晕在宝宝口中；哺乳后要轻轻将乳头从宝宝口中取出	单侧乳头疼痛时，可用另一侧乳房哺喂，疼痛侧乳房使用吸奶器将奶吸出；用特制的护乳霜涂在受损的乳头上，每日两三次，防止乳头干裂
乳头干裂、哺乳时刺痛	头几天少量多次哺喂	用手或吸奶器挤出乳汁，并用小勺或奶瓶喂宝宝；待乳头裂痕愈合后再重新哺乳
乳房肿胀明显、疼痛，乳晕水肿	多次哺乳以排空乳房；戴合适的胸罩	轻轻向乳头方向按摩乳房，促使乳汁流出，能让疼痛减轻；热敷也可减轻疼痛
乳腺管堵塞，乳房表面出现红色硬斑，这可能是胸罩过紧或乳房受压使乳房肿胀	戴合适的哺乳文胸；注意睡姿，避免挤压乳房	多次哺乳，包括用患侧的乳房哺乳，以促进乳汁排空
乳腺炎（乳房炎症或感染），这是由于乳腺管堵塞，乳汁向周围组织渗透，引起乳房红肿、疼痛，如不及时治疗可能会导致脓肿	不要突然停止哺乳，这可能导致乳腺管堵塞肿胀，并可能出现乳腺炎；如决定终止哺喂，可请教医生，并逐渐停止	轻轻按摩炎症部位，并通过热敷促进血液循环，减轻疼痛；用健侧乳房继续哺乳，再将乳汁从患侧乳房中挤出

如何给早产儿喂奶

早产儿各器官的功能还不完善，生活能力比较弱，吮吸能力也比较差，各种消化酶不足，消化吸收能力比较差。早产儿的贲门括约肌比较松弛，胃容量小，故比足月婴儿更容易吐奶。因此，在给早产儿喂奶的时候一定要多加注意。

尽早喂奶

主张尽早给早产儿喂奶。生活能力强的早产儿，可在出生后 4 ~ 6 小时开始喂奶；体重在 2000 克以下的早产儿，应在出生后 12 小时开始喂奶；情况较差的早产儿，可推迟到 24 小时后喂奶。由于早产儿的保温非常重要，体重低于 2000 克的宝宝需要睡暖箱，有专门的护士会每隔 2 ~ 3 小时给宝宝喂一次配方奶，妈妈暂时不用担心宝宝的喂养问题。

少量多次

喂奶应少量多次，以母乳为先，喂奶后应让宝宝侧卧，防止宝宝吐奶、呛奶。如果宝宝无力吸奶，可用滴管将挤出的奶慢慢滴入其口中，先从 5 毫升开始喂，以后根据吸吮吞咽情况逐步增加。有吸吮能力的早产儿，妈妈应尽量亲喂（直接抱宝宝用乳房喂奶），一般每 2 ~ 3 小时喂 1 次。

遵医嘱补充营养素

早产儿体内各种维生素储存量少，应遵医嘱特别添加。一般来说，早产儿出生后应连续补充维生素 K_1 3 天，出生后即开始补维生素 D。此外，维生素 C、维生素 A、叶酸、铁剂等宜适时适量添加。由于宝宝存在一定个体差异，只要涉及营养素的补充，应遵医嘱添加，忌自行随意添加。

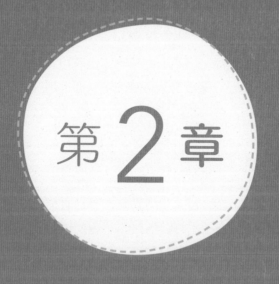

第 2 章

产后 4 天至 3 个月
科学催奶，
奶水充足喂好娃

第1节

母乳为最佳食品

母乳是宝宝的最佳食品，它不仅含有宝宝生长发育所必需的几乎全部营养成分，而且其成分及比例还会随着宝宝月龄的增长而有所变化，即与宝宝的成长同步变化，以满足宝宝不同时期的需要。

前奶和后奶都有营养

"前奶"和"后奶"理解起来非常简单。喂奶时，先被吸出来的乳汁叫"前奶"，比较稀薄，主要成分是水分、蛋白质、免疫球蛋白、乳糖；后面被吸出的奶叫"后奶"，外观颜色较白，相对稠厚，富含脂肪，可提供更多热量，让宝宝感觉饱足。

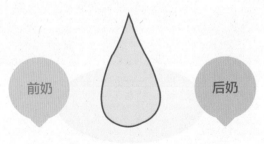

一般情况下，宝宝吸吮 10 分钟以上，就能同时吃到前奶和后奶。因而哺乳时要先让宝宝吃完一侧乳房再吃另一侧，这样宝宝既吃到了前奶又吃到了后奶，营养全面，更耐饿。

·不要挤掉前奶

有些妈妈认为前奶稀薄没营养，会把前奶挤掉一部分再喂给宝宝，这是不正确的。前奶可以给宝宝补充足够的水分，因此母乳喂养的宝宝一般不需要额外喝水。而且前奶中还含有大量的免疫球蛋白，可以改善宝宝的免疫力。如果把前奶挤掉，可能会有以下几种后果：奶量不够，可能还需要补充奶粉；宝宝摄入过多后奶，容易造成宝宝肥胖或腹泻；摄入水分不足，宝宝容易缺水。

· 鼓励宝宝吃完后奶

有的宝宝一吃奶就睡觉，这样很容易只吃到前奶，而吃不到富含脂肪的后奶。如果宝宝吃几口就出现睡意，吮吸变得缓慢时，妈妈可以尝试把乳头从宝宝的口里拔出，或者拍拍宝宝、动动他的小脚心，宝宝一般都会继续吮吸。

有时妈妈可能需要尝试多种方法才能唤起宝宝吃奶的积极性。但是这种尝试是值得的，因为宝宝需要得到富含脂肪的后奶，宝宝吃饱了才会睡得安稳，而且长时间的吮吸也能刺激泌乳反射，有利于乳汁的分泌。

休息好，奶水自然好

· 抓紧机会补充睡眠

有了宝宝后，妈妈最大的痛苦就是睡眠不足，晚上每 2 ~ 3 小时喂 1 次奶，整夜的睡眠时间被切成了碎片，很难获得很好的休息。妈妈们要尽快适应这样的睡眠模式，让自己能快速进入深度睡眠。很多妈妈有过这样的体会，如果能美美地入睡，醒来会发现乳房胀满，因为睡眠是可以促进泌乳的。

建议妈妈在宝宝睡觉的时候抓紧时间休息，同时，白天可以请家人帮忙多照顾宝宝，以获得比较充分的睡眠，促进身体恢复和泌乳。

· 调适心情

哺乳妈妈的情绪会在一定程度上影响脑垂体的泌乳调节功能和体内气血运行状况。如果哺乳妈妈心情不好，脑垂体的泌乳调节功能会下降，奶量会减少；体内气血运行也可能会不畅。这时如果宝宝的有效吸吮不够，奶水就容易淤积在乳房里，时间一长还容易结块使乳腺管堵塞。

妈妈心情不好可能是由家庭琐事引起的，也可能是因为产后激素变化引起的，无论是哪种原因造成的心情低落，妈妈都应学会自我调节，比如听音乐，跟家人倾诉、沟通，想一些能让自己高兴的事情，这些都是调节情绪的好方法。

第2节

怎么判断宝宝吃好了

宝宝吃好没吃好，参考这些指标

宝宝到底吃没吃好，这是很多妈妈担心的，特别是新手妈妈，生怕自己的奶不够，或者奶里的营养不够。其实判断母乳喂养得好不好，可以参考以下几个指标：

· 尿量

宝宝吃饱了，尿的颜色是清的，或颜色很浅，每天小便次数应在 6 次以上。如果尿的颜色很深或每天小便少于 6 次，说明宝宝摄入的母乳可能不足。

· 便便

吃饱了的宝宝，出生一周内胎便应该排干净。第 2 ~ 4 周，每天会大便 2 ~ 4 次。1 ~ 2 个月后，随着肠道发育完善，宝宝大便次数一般会减少到每天 1 次，不过也有一些母乳喂养的宝宝，会每三四天大便 1 次，但大便量很多。如果宝宝大便太少，妈妈就要关注宝宝是否奶量摄入不足了。

· 体重

宝宝出生后 1 周内可出现暂时性体重下降，但下降幅度不应超过出生体重的 10%，且到第 10 天时，基本恢复到出生体重。第一个月内，宝宝体重平均每周增长 112 ~ 200 克。6 个月内，每月平均增长 500 ~ 1000 克。需要注意的是，每个宝宝存在个体差异，妈妈有疑惑需咨询医生。

· 喂奶后乳房变化

喂奶后乳房变软。在宝宝刚出生时，妈妈能明显感觉到，喂奶前乳房硬，喂完变得柔软。随着宝宝逐渐长大，妈妈的泌乳量与宝宝需求量达到供需平衡，喂奶前后乳房不会再有太多变化，但也说明母乳喂养是成功的。

按需喂养，不忧虑

据统计，70％的哺乳妈妈最困扰的是不知道宝宝是否吃饱吃好了。因此，很多忧虑的妈妈，忍不住在哺乳后又冲泡奶粉给宝宝吃，似乎唯有亲眼看见奶瓶的奶被灌到婴儿口中才安心。其实，只要宝宝的喂食次数和吸食时长正常，摄入的母乳量一般都能满足宝宝的需求，宝宝的母乳喂养量没有统一的标准，下表的数据仅供参考，妈妈不必一味追求达到平均值。

月份	母乳分量（每24个小时）	喂食次数（每24个小时）	吸食时长（分钟，每边乳房）
出生至1月龄	570 ~ 630mL	10 ~ 12	7 ~ 10
1 ~ 2	630 ~ 830mL	7 ~ 8	10 ~ 15
2 ~ 3	740 ~ 860mL	6 ~ 8	10 ~ 15
3 ~ 4	740 ~ 1060mL	5 ~ 7	10 ~ 15
4 ~ 5	740 ~ 1140mL	5 ~ 7	10 ~ 15
5 ~ 6	800 ~ 1000mL	4 ~ 6	10 ~ 15
6 ~ 7	800 ~ 1000mL	4 ~ 6	10 ~ 15

母乳容易消化，所以喂食间隔较短。哺乳时，要注意婴儿衔乳姿势是否正确（舌头须贴在下腭），有时婴儿困了，舌头就会跑到乳头旁边（正常应在乳头下方），虽然有吸奶的动作，但其并不在吃奶。遇到这种情形，分辨的方法是注意有无吞咽声，若有乳汁流入喉咙的声音，那就无妨，否则要想办法唤醒宝宝。

 马医生贴心话

防止人为造成混合喂养

随着宝宝长大，他的吸吮能力增强，吸吮速度加快，每一下吸吮所吸入的奶量也在增加，因此吃奶的时间会缩短。但妈妈不能因此认为奶少了，不够宝宝吃了。如果此时妈妈给宝宝添加配方奶，因为奶嘴吸吮省力、配方奶比母乳甜等因素都可能会使宝宝喜欢上配方奶，而不再喜欢母乳。最终导致母乳不足，人为造成混合喂养。

宝宝吐奶怎么办

宝宝吐奶的原因

大部分婴儿期的吐奶是因为"胃浅"。就像开口大、容量小的水池容易溢水的道理一样，婴儿的胃浅，一旦受到刺激，如哭闹、咳嗽等外力导致腹压增高，就容易把胃里的内容物挤压出来。这种生理性吐奶，妈妈不必担忧，如果出现病理性吐奶，则要引起重视。

吐奶情况不同，应对方法不同

宝宝出生后 1 ~ 2 天出现溢奶的现象时，如果宝宝尚未排出胎便，需要排查是否存在肠道梗阻。如果排出了胎便，腹部也没有异常肿胀，宝宝状态良好，不必过于担心。如果宝宝吃母乳或配方奶出现频繁吐奶，除注意拍嗝外，需排查宝宝是否存在母乳过敏或牛奶蛋白过敏。

如果吐奶量少，可以让宝宝侧卧；如果吐奶量多，可以让宝宝俯卧，家长以空心掌拍宝宝背部，使口鼻、气管及肺中奶水能有效地咳出来。

? 你知道吗

溢奶、呛奶是怎么回事

溢奶是新生儿比较常见的一种正常生理现象。宝宝出生后几周内常会有溢奶发生，一般表现为喂奶后从嘴边流出少量奶汁，通常为无压力的、非喷射性的。一般没有呕吐动作，只是随打嗝、腹部或全身用力等出现，也没有痛苦表情。每天可溢奶一次或多次，但不影响生长，宝宝亦无其他不适或异常情况。溢奶一般不需要治疗，随着宝宝成长发育，溢奶会逐渐减少，约在 6 个月后即可自行缓解或完全消失。

呛奶常伴有呕吐现象，且表情痛苦。呛奶窒息的婴儿表现为脸色青紫、全身抽动、呼吸不规律、吐出大量奶液或泡沫等。一旦发生严重窒息，如抢救不及时极易造成婴儿猝死。

遇到以下情况应及时就医

宝宝连续呕吐混有黄绿色胆汁的奶，逐渐出现腹胀，且伴有高热，应及时就医。就医前要保留呕吐物，以便医生能得到更准确的判断。

喂奶后拍拍嗝，防止宝宝溢奶、吐奶

吐奶、溢奶是很多妈妈遇到的头疼事儿。宝宝喝奶时通常会吸入空气，宝宝的胃容量小、贲门括约肌松，胃部稍有压力，就会出现溢奶、吐奶现象。因此，妈妈每次喂完宝宝，可以给宝宝拍拍嗝，让他把吸入的空气吐出来，就不容易溢奶、吐奶了。下面介绍 2 种常见的拍嗝方法。

·俯肩拍嗝，适合新生宝宝

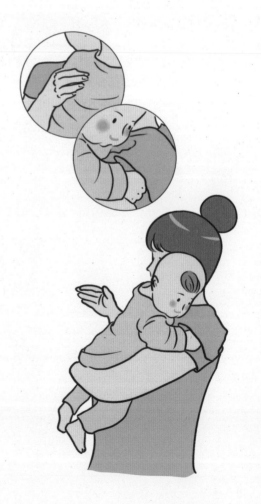

1 先铺一条毛巾在妈妈的左肩膀上，防止妈妈衣服上的细菌和灰尘进入宝宝的呼吸道。

2 右手扶着宝宝的头和脖子，左手托住宝宝的小屁屁，将宝宝缓缓竖起，让宝宝的下巴处靠在妈妈的左肩上。

3 左手托着宝宝的屁股和大腿，给他向上的力，妈妈用自己的左脸部去"扶"着宝宝。

4 拍嗝的右手呈空心掌状，在宝宝后背的位置小幅度由下至上拍打。1 ~ 2 分钟后，如果还没有拍出嗝，可慢慢将宝宝平放在床上，再重新抱起继续拍嗝，这样做会比一直抱着拍效果好。

·搭臂拍嗝，适合 3 个月以上的宝宝

1 两只手抱住宝宝的腋下，让宝宝横坐在妈妈大腿上。

2 宝宝的重心前倾，妈妈将右手臂搭好毛巾，然后从宝宝的腋下穿过，环抱住宝宝的肩膀，支撑宝宝的体重，并让宝宝的手臂搭在妈妈的右手上。

3 让宝宝的面部朝外，左手呈空心掌状开始拍嗝。

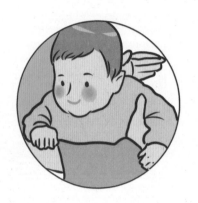

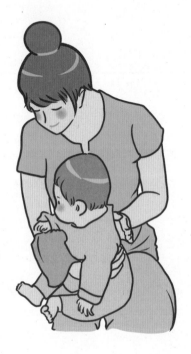

马医生贴心话

浴后不宜马上哺乳

一般来说，许多哺乳期的妈妈喜欢洗完热水澡后，暖融融地抱起宝宝给他喂奶。但专家认为，妈妈刚洗完热水澡后，并不太适合立即哺乳，因为热水洗浴，体热蒸腾，乳汁也为热气所侵，乳汁的质和量可能会有所变化。所以哺乳期妈妈洗完澡后应休息片刻，然后再哺乳。

另外，婴儿洗澡之后也不宜马上喝奶。因为这种情况下，婴儿的气息产生变化，气息未定时就给婴儿喂奶会使其脾胃受损。

因此，无论是妈妈还是宝宝洗浴之后，都应当休息一段时间再喂奶。

哺乳妈妈的营养饮食

哺乳妈妈要知道，并不是吃得越多奶水就越多，也不是吃的食物价格越贵奶水的质量就越好。哺乳妈妈怎么吃才算吃得好、吃得营养？可以参考以下 6 点。

① 数量要精

产后吃过量的食物会让妈妈发胖，对产后恢复也没益处，如果妈妈产后需要哺乳，可以适当增加食量。

② 种类要杂

吃多种多样的食物，注意膳食结构合理性，这样营养才能更均衡。

③ 食物要稀

大多数妈妈产后要哺乳，会分泌大量乳汁，所以一定要在食物中增加水分的摄入，流质食物是很好的选择，如汤、粥等。不过，要避免喝太油腻的汤。

④ 少食多餐

坐月子期间，妈妈肠胃虚弱，进食时不宜一次摄入太多，应少食多餐，除了正常的一日三餐外，应在两餐之间适当加餐，以促进肠胃功能的恢复。

⑤ 补充蛋白质

妈妈饮食中应补充能提高乳汁质量的优质蛋白质，宜选择动物蛋白和植物蛋白搭配的方式。日常可多食瘦肉、鱼虾、鸡蛋、牛奶、大豆等。

⑥ 烹煮要软

烹煮食物以细软为主，主食也可以软烂一些。一部分妈妈产后会有牙齿松动的情况，应避免食用过硬的或带壳的食物，并注意补钙。

这些食物可多吃，对妈妈宝宝都有益

哺乳期间，为了保证分泌优质的乳汁，哺乳妈妈对热量、优质蛋白质、矿物质、维生素和水的需求都相应增加。哺乳妈妈的饮食保持营养多样化，不仅可以使母婴更健康，还有益于引导宝宝的口味选择，帮助宝宝长大后养成较好的饮食习惯。哺乳期应注意适量摄入以下 6 种食物：

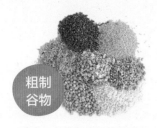

糙米饭、窝头、纯燕麦等粗制谷物是 B 族维生素、微量元素和膳食纤维的重要来源。膳食纤维可增强饱腹感，有助于产后减重，还有益消化和保持血糖稳定。

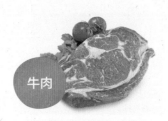

哺乳妈妈对微量元素锌的需求量大，而牛肉正是补锌的重要食物。它还富含优质蛋白质、铁和 B 族维生素，有助于补充身体所需的营养素和热量。

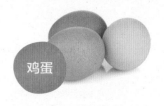

鸡蛋含有丰富的蛋白质、胆碱、叶黄素、维生素 B_{12}、维生素 D、叶酸、磷脂等。推荐吃水煮鸡蛋和蒸鸡蛋，获得的营养最多。每天吃 1 ~ 2 个即可，不宜多吃。

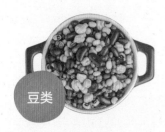

黄豆、绿豆、红豆、鹰嘴豆等豆类都是蛋白质、膳食纤维、矿物质和植物化学物的绝佳来源，哺乳妈妈应每天摄入一定量的豆类。

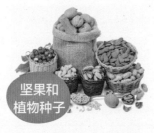

坚果和植物种子，如杏仁、核桃、松子、巴旦木等，富含蛋白质、膳食纤维、维生素、矿物质、不饱和脂肪酸。适量食用有助于缓解产后便秘，还有利于泌乳。每天摄入 30 克左右为宜。

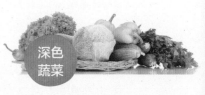

深色蔬菜营养丰富、热量低，富含胡萝卜素、维生素 C、维生素 K、钙、钾、膳食纤维和植物化学物等。哺乳妈妈每天应保证摄入新鲜蔬菜 300 ~ 500 克。

这些食物要避开

为了宝宝的健康，哺乳妈妈一定要管好自己的嘴，避开一些对母乳分泌有不利影响的食物，为宝宝提供营养质优的乳汁。

·远离回乳食物

炒大麦芽有回乳作用，所以哺乳期的妈妈最好不吃。准备断奶的妈妈可以将炒大麦芽作为回乳食品。除了大麦芽，人参、韭菜、韭黄等食物也可能会造成妈妈回奶，哺乳妈妈慎食。

需要说明的是，每个人对食物的敏感度不同，上面提到的回乳食物可能对有的妈妈无效，妈妈们最好在平时的饮食中留意观察，找出自己的"回乳禁品"。

·少吃辛辣燥热食物

产后妈妈大量失血、出汗，加之组织间液也较多进入血液循环，故机体阴津明显不足，而辛辣燥热食物容易伤津耗液，使妈妈上火、口舌生疮、大便秘结或痔疮发作，而且会通过乳汁使宝宝内热加重。因此，妈妈应尽量避免长期大量进食韭菜、大蒜、辣椒、胡椒、小茴香等。

·拒绝浓茶、咖啡和碳酸饮料

哺乳期间妈妈不能喝浓茶。因为茶中的鞣酸有收敛作用，大量的鞣酸会抑制乳汁的分泌。

咖啡会使人体的中枢神经兴奋。虽然没有证据表明它对宝宝有害，但它会引起宝宝的神经系统兴奋。另外，咖啡容易引起失眠，影响钙的吸收，这对妈妈的身体恢复也不利。

碳酸饮料不仅会使哺乳妈妈体内的钙流失，引起胀气，影响食欲，它含有的大量添加糖还会使妈妈摄入过多热量而引起产后肥胖。

? 你知道吗 ....

《中国居民膳食指南（哺乳期妇女膳食指南）》5 条关键推荐

- 增加富含优质蛋白质及维生素 A 的动物性食物和海产品，选用碘盐。
- 产褥期食物多样不过量，重视整个哺乳期营养。
- 愉悦心情，充足睡眠，促进乳汁分泌。
- 坚持哺乳，适度运动，逐步恢复适宜体重。
- 忌烟酒，避免浓茶和咖啡。

催乳食谱推荐

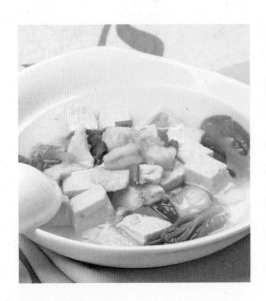

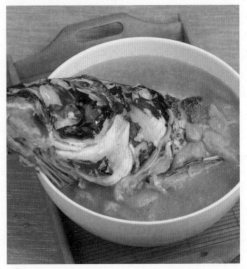

海鲜炖豆腐

材料 鲜虾仁 100 克，鱼肉片 50 克，嫩豆腐 200 克，青菜心 100 克。

调料 熟猪油、盐、葱、生姜各适量。

做法

1 将虾仁、鱼肉片洗净；青菜心洗净，切段；嫩豆腐洗净，切成小块；葱、姜分别洗净，切末。

2 锅置火上，放入熟猪油烧热，下葱末、姜末爆锅，再下入青菜心稍炒，放入虾仁、鱼肉片、嫩豆腐稍炖一会儿，加入盐调味即可。

营养功效 ————————

这道菜富含优质蛋白质、磷、钙、铁、维生素和纤维素，有丰乳、通乳的功效。

丝瓜鲢鱼汤

材料 丝瓜 50 克，鲜鲢鱼 500 克。

调料 酱油、盐、植物油各适量。

做法

1 将丝瓜冲洗干净；鲜鲢鱼处理干净，切上花刀。

2 锅置火上，倒入植物油烧热，放入鲜鲢鱼煎半熟，倒入适量清水，放入丝瓜，大火煮开，放入少许酱油、盐调味即可。

营养功效 ————————

丝瓜有行血、催乳功效，鲢鱼有和中补虚、温中理气的作用，这道菜很适合哺乳妈妈食用。

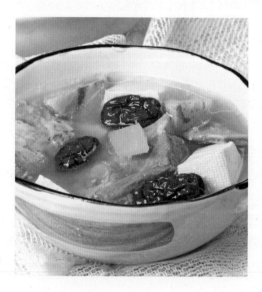

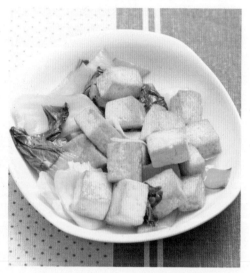

猪骨炖莲藕

材料 猪腿骨 500 克,莲藕 200 克,豆腐 100 克,红枣 20 克。

调料 生姜、盐各适量。

做法

1 将猪腿骨洗净,斩成块,放入沸水锅中焯烫一下,捞出,沥净血水。

2 莲藕去皮,洗净,切块;生姜洗净,切片;豆腐洗净,切块;红枣洗净。

3 锅置火上,放入适量清水、猪骨块,煮开,撇去浮沫,加入莲藕块、生姜片、豆腐块、红枣烧沸,转小火慢煮至熟烂,加盐调味后稍煮即可。

营养功效 ————

这道菜富含优质蛋白质、钙、维生素、碳水化合物和矿物质,有益气补血、润肠清热、凉血安神的效果。

油菜炒豆腐

材料 豆腐 150 克,油菜 100 克。

调料 盐、水淀粉、生姜、香油、清汤、植物油各适量。

做法

1 将豆腐洗净,切块,放入热油锅中煎成金黄色,出锅沥油。

2 油菜择去老叶和去根,洗净,切成段;生姜洗净,去皮,切丝。

3 锅中倒油烧热,放入姜丝煸香,加入油菜煸炒,放入豆腐、清汤烧沸,加盐,用水淀粉勾芡,淋上香油即可。

营养功效 ————

这道菜有益气补中、生津润燥、清热解毒、清肺止咳的效果。妈妈多食有增乳的功效。

第6节

预防急性乳腺炎

急性乳腺炎的表现

急性乳腺炎多发生在产后 2 ～ 4 周，以初产妇的发病率最高。由于乳汁淤积没得到及时处理，或乳头被宝宝吮破，致使病菌侵入乳腺管，引起乳腺组织的急性化脓性感染。如果炎症得不到治疗，容易形成乳房脓肿。急性乳腺炎初期表现为乳房局部红肿热痛，按之有硬块，时间长了容易化脓溃烂，同时伴有发热、恶寒、头痛等不适。在乳房局部红肿胀痛、按之有硬块时，可用按摩的方法缓解，如果有发热症状，需尽快就医。

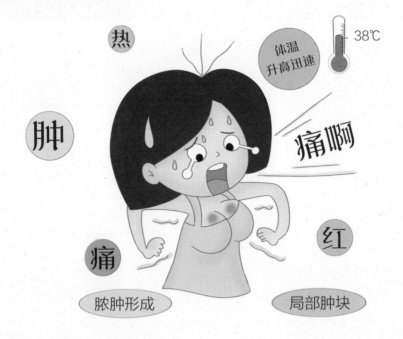

有效预防是关键

急性乳腺炎不仅给哺乳妈妈带来痛苦，还影响到宝宝的口粮，哺乳妈妈们都避之不及。要想远离急性乳腺炎，采取有效措施积极预防是关键。

矫正异常乳头

有乳头内陷的妈妈，可以牵拉乳头矫正，症状较重的应在怀孕前经过治疗矫正，预防乳腺炎。

热敷、吸吮、清洗

刚开始哺乳时，如果有乳房胀、乳腺管没有完全畅通的情况，可以做局部热敷，并让宝宝多吸吮，预防乳腺炎。一旦发热超过 38.5℃，不建议热敷，会加重炎症的扩散。哺乳期间，应养成良好的哺乳习惯，如哺乳前后用温水清洗乳房。

及时排空乳房

要及时排空乳汁，避免乳汁长时间积聚在乳腺管中。乳房长时间处于胀满状态，是引发乳腺炎的常见因素。

注意宝宝的口腔卫生

注意宝宝的口腔卫生，可剪下一小段医用纱布缠在右手食指上，蘸凉白开，帮宝宝清洁口腔。宝宝如果出现口腔感染，妈妈可将乳汁挤出后喂宝宝，防止乳房接触细菌而感染。

有异常及时处理

乳头有破损或皲裂时要及时治疗，避免细菌经过破损口侵害乳腺管，引起急性乳腺炎。一旦发现乳房有红、肿、热、痛等异常变化，应及时就医。

 马医生贴心话

患急性乳腺炎能否喂奶

停止哺乳不但影响婴儿的喂养，还会加重乳汁淤积，因此一般不建议患者停止哺乳。鼓励使用健侧乳房继续哺乳，而停止患侧乳房哺乳。患侧可使用吸奶器将乳汁吸尽，并热敷、按摩。若感染严重、形成脓肿、脓肿破溃形成窦道，则应停止哺乳，并使用溴隐亭等药物使乳汁停止分泌。患侧乳房经积极治疗后，若发热、乳房胀痛、局部皮肤红肿等症状消失，血常规恢复正常，乳腺彩超未见腺体内有积脓等表现，说明乳腺炎已治愈，可以继续哺乳。

从按需哺乳逐渐过渡到
按时哺乳

新生儿没有时间观念，早期他们睡觉、哭闹、吃奶都没有时间规律，而且常因力气小，没劲吃饱就累得睡着了，不一会儿饿了又要吃。因此，在宝宝出生头几周，母乳喂养的时间间隔和次数应根据宝宝的饥饿情况来定，饿了就喂，即按需哺乳。

根据情况逐渐过渡到按时哺乳

按需哺乳完全以宝宝的需求为准，不拘泥于是否到了预定的时间，宝宝的需要能得到及时满足，会激发宝宝身体和心理上的快感。但按需哺乳对妈妈来说较难掌握，很多妈妈会感觉一整天惦记着宝宝吃奶，还担心会陷入无规则养育。所以，妈妈们可以结合自己家宝宝的情况，在宝宝月龄大一点后，从按需哺乳逐渐过渡到按时哺乳。

随着奶量供需的平衡，宝宝的睡眠时间会逐渐延长，慢慢形成规律，这时候就可以逐渐过渡到按时哺乳了。宝宝 3 月龄后，一般白天每 3 ~ 4 小时喂 1 次，夜间可 4 ~ 7 小时喂 1 次，一天喂 5 ~ 7 次，每次喂奶 15 ~ 20 分钟即可，最多不超过 30 分钟。

 马医生贴心话

一哭就喂不可取

按需喂养不等于宝宝一哭就喂，因为宝宝哭的原因有很多，宝宝哭了不一定就是饿了。要看看是不是拉了或尿了，穿得多了或少了，有没有身体不舒服等。宝宝一哭就喂，妈妈会因得不到充足的休息而疲劳，奶水分泌也会减少。

如何判断宝宝饿了

如何判断宝宝饿了对母乳喂养非常重要。这时候的宝宝还不会说话，但宝宝会通过一些特定的"婴语"来表达自己饿了。宝宝饿了时通常会有以下3种表现，妈妈要细心观察。

· 睡眠变浅、睡梦中有吸吮动作

宝宝熟睡中，如果感觉饿了，将从深睡眠状态转入浅睡眠状态，有时还会短暂地睁大双眼，眼睑颤动，有的宝宝会一边睡觉一边做吸吮动作。

· 张嘴寻觅或吸吮衣物等

觅食是宝宝天生的本领，在他清醒时，觉得饿了，就会张着小嘴左右寻觅，或吸吮邻近嘴边的被角、衣角、衣袖或手指等。如果妈妈用手指的指尖轻点一下宝宝的嘴巴，他会马上张开嘴巴，跟着手指转动。当妈妈把乳头送到宝宝的嘴边时，他会迫不及待地衔住乳头吸吮。

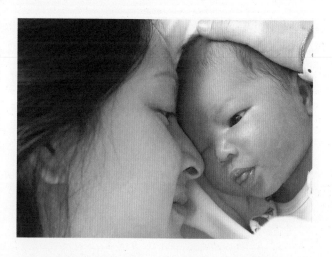

宝宝如果喝完奶不久又出现了吸吮和觅食的动作，但没有其他异常表现，则要考虑可能是宝宝的原始反射，而不是宝宝真的饿了。

· 哭闹

如果妈妈没有发现、理解并回应宝宝的上述2个"求食"信号，他会发出短而有力且比较有规律的哭声，中间有换气的间隔时间，渐渐急促。妈妈对这种哭声比较敏感，特别是母乳喂养的妈妈，而且往往这时妈妈乳房中的奶水也差不多胀满了。

第 **8** 节

母乳确实不够，
混合喂养更合理

如果母乳确实不够，则可以尝试混合喂养。混合喂养是在确定母乳不足的情况下，用其他代乳品来补充喂养。虽然这种喂养方式效果不如纯母乳喂养，但能让宝宝在母乳摄入不足时，保证摄入足够的奶量，不影响宝宝正常发育。

混合喂养的方法

混合喂养也叫部分人工喂养，适用于母乳不足情况下的婴儿喂养。方法有两种：补授法和代授法。

·补授法

补授法指每次喂母乳后的不足部分用配方奶补够，其好处是能保证宝宝每顿都可以吃到一定量的母乳，且可对乳房进行充分的泌乳刺激。

·代授法

代授法是用奶粉完全代替一次或几次母乳。采用这种方法时，妈妈要注意充分利用有限的母乳，尽量多喂母乳。如果妈妈认为母乳不足，就随意减少母乳喂养的次数，反而会使母乳越来越少。夜间，尤其是后半夜，给宝宝冲奶粉会很麻烦，所以最好选择母乳喂养。而且夜间妈妈休息，乳汁分泌量相对增多，宝宝的需要量相对减少，母乳可以满足宝宝的需要。但是，如果母乳量太少，宝宝吃不饱，也可以配方奶为主。

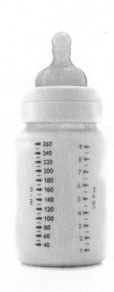

妈妈最关心的事儿

· 混合喂养后奶越来越少怎么办

混合喂养虽然没有纯母乳喂养好，但也比人工喂养强。奶越来越少时妈妈不要担心，只要增加母乳喂养次数，适当喝些催乳汤，保持愉快的心情，注意休息，相信奶水会慢慢增多的。要永远牢记"奶水是越吃越多的"这条真理。

有的妈妈泌乳可能比较晚，但随着产后身体的恢复，母乳量可能会不断增加。如果因为奶量少就放弃母乳喂养，对宝宝成长和妈妈身体恢复都不利。

· 添加多少配方奶合适

妈妈的泌乳量一般不会突然变化很大，混合喂养时妈妈要根据自己的泌乳情况适量添加配方奶。采用补授法时先从少量开始添加配方奶，观察宝宝吃奶后是否满足，是否能安稳入睡，逐渐总结出需添加的配方奶量。采用代授法时，妈妈要根据母乳哺喂次数调整配方奶哺喂次数，每次的添加量可以参考配方奶说明书，并根据宝宝吃奶的反应进行调整。

由于每个宝宝的需要不尽相同，所以父母只能通过仔细观察和不断尝试，才能了解宝宝真正的需求。

· 如何避免乳头混淆

妈妈应尽量避免宝宝因为使用奶瓶而发生乳头混淆。如果每次哺乳的母乳量不够，应先母乳喂养再用奶瓶喂配方奶。

不少混合喂养的宝宝更偏爱奶瓶，这是因为相比妈妈的乳房，奶瓶更容易吃到奶。要改变这种情况，妈妈需要给宝宝点"甜头"，在喂奶前先用吸奶器或者手挤的方式，或者通过引奶阵的方法使奶水流出来，使宝宝在前几口就能吃到奶。

· 混合喂养后，还能改为纯母乳吗

当然可以，母乳喂养什么时候都不嫌晚。混合喂养时妈妈要刻意增加母乳喂养的次数，以刺激分泌更多的乳汁。建议妈妈全心全意地陪伴宝宝，按需哺乳。夜间保证纯母乳喂养，并逐渐减少白天的奶粉喂养次数，用亲喂母乳替换奶粉喂养。只要妈妈坚持一段时间，泌乳量会有所提高的。

调整好心情，当心产后抑郁

产后抑郁是指女性在分娩后出现抑郁、悲伤、沮丧、哭泣、易激怒、烦躁，对自身及婴儿健康过度担忧，常失去生活自理及照料婴儿的能力，有时还会陷入错乱或嗜睡状态，甚至有自杀或杀婴倾向等一系列症状的心理障碍，是产褥期精神综合征中最常见的一种。产后抑郁通常在产后2周内出现，4～6周症状明显。如果妈妈出现严重的产后抑郁，泌乳素分泌会明显低于正常妈妈，而母乳分泌不足又会加重抑郁，形成恶性循环。

为什么会产后抑郁

引起产后抑郁的原因比较复杂，一般认为是多方面的，但主要是产后神经内分泌的变化和社会心理因素引发的。

·神经内分泌变化

妊娠晚期，体内雌激素、孕激素显著提高，皮质醇、甲状腺激素也有不同程度增加，分娩后这些激素突然撤退，激素变化会扰乱大脑神经传达系统，容易导致抑郁情绪。

·社会心理原因

对母亲角色不适应、调适能力差、保守固执的妈妈更容易患此病。此外，妈妈没奶、家庭经济状况差、夫妻感情不和、婴儿性别及健康问题等都是重要的诱发因素。

妈妈经验谈

抑郁情绪长期存在很危险

有一次，我去看坐月子的闺蜜，感觉她状态不对，仔细一问才发现，她感觉心情越来越抑郁，硬扛着，心想过段时间就好了。平时她努力使自己看起来很自然，没人时她就冷冷地看着宝宝，不想哄也不想抱。我觉得这样可不行，跟她的家人聊了下，她老公带她去做了心理咨询，她的状态才慢慢好转。抑郁情绪长期积累十分危险，产妇要及时调适并寻求帮助，家人也要对产妇多加关心，给予更多精神支持。

如何防治产后抑郁

· 重视产褥期保健

重视产褥期保健，尤其要重视妈妈的心理健康。对分娩时间长、难产或有不良妊娠结局的女性，应给予重点心理护理，注意保护性医疗，避免精神刺激。

· 学会自我调节，坦诚告诉家人实情

对产后抑郁，妈妈首先要学会调节自己的情绪，不要勉强自己做不喜欢的事情，心情不好的时候可以听听音乐、找朋友聊聊开心的事儿、做点简单的家务以分散注意力。

如果很难自己排解郁闷，就要将自己的情况如实告诉家人，及时沟通，让家人了解你最需要什么，千万不要闷在心里。勇于寻求和接受帮助，是解决产后抑郁的积极方式。

· 不要强迫自己做完美的好妈妈

别总是担心老公做不好、老人做不好，不要总以为天底下唯有妈妈才能给宝宝完美的抚育。这种霸道母爱最终会反噬自己：妈妈会永远脱不开身，永远疲累交加。

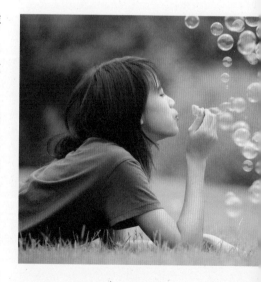

此外，身处信息时代，我们可以从网上、书上找到详尽的育儿信息。但以科学育儿的要求过分苛责自己，等同于自虐。在照顾宝宝时有所闪失在所难免，宝宝哭了是否要去抱，是否要定时定量喂奶，因人而异，量力而行。标准是：如果妈妈因此而焦虑，可放弃书本上的育儿知识，按照天性和心情行事。

· 到户外散心转换心情

妈妈可在家里走走，放松一下身心。身体允许的话可以到户外散散步，呼吸一下新鲜的空气，会让心情豁然开朗。

·爸爸要多关心妈妈

爸爸的体贴关心和温情安慰，是缓解妈妈产后抑郁最重要的良药。这种来自爱人的关爱是任何物质都无法替代的。作为丈夫，要时刻关注妻子的情绪，要及时发现问题、解决问题。新生命的到来在给爸爸带来幸福的同时，也带来了很多压力，但爸爸们还是要注意控制暴躁的脾气，保持温柔和耐心。

·吃些能帮助调节情绪的食物

1 中医认为，抑郁主要为肝火旺盛、气血凝滞所致，可以多喝一些清热去火的粥，如苦瓜粥、百合枸杞粥等。

2 多食 B 族维生素含量丰富的食物。B 族维生素是调节身体神经系统的重要物质，也是构成神经传导的必需物质，能够有效缓解心情低落、全身疲乏、食欲缺乏等症状。鸡蛋、深色蔬菜、牛奶、谷类、芝麻等都是不错的选择。

3 多吃富含钾离子的食物，如香蕉、瘦肉、坚果、绿色蔬菜等，这些食物有利于稳定血压和情绪。

4 多吃牛奶、小米、香蕉、葵花子、南瓜子等富含色氨酸的食物，可帮助调节情绪。

·严重时要及时进行治疗

产后抑郁患病率较高，为 10% ~ 15%。据统计，26% ~ 85% 的妈妈会出现产后情绪不佳，伴有失眠、疲惫、记忆力和注意力下降等症状，如果情况较轻，即使不干预，2 周内也会恢复。如果妈妈的症状已经严重到影响正常生活，就需要尽快到医院就诊。在医生的指导下服用药物，并辅以心理咨询。产后抑郁症如果及时治疗，效果还是相当好的。80% 以上的产后抑郁症患者在适当的药物和心理治疗后，症状都会得以缓解。

利用好奶阵，让宝宝轻松吃饱

奶阵，又名喷乳反射，民间也叫"奶惊"，其实就是乳房忽然快速大量泌乳，并且主动往外喷乳。喂奶的时候，总会有那么几次，宝宝会连续大口吞咽一两分钟，这就是奶阵来了。奶阵时间是管饱的时间，其他时间则是吸几下才咽一下，是给宝宝过嘴瘾的时间。

为了让宝宝更高效地摄取营养，大自然还给宝宝的小嘴配了无形的手——在妈妈的乳房里，那层包裹在腺泡外面的肌上皮细胞，它具有挤压的功能。宝宝的吸吮刺激妈妈体内分泌催产素，催产素能够促使肌上皮细胞收缩，就像有无数双手对每一个腺泡进行挤压一样，把其中的乳汁排出去，乳汁就会流出甚至是喷出，这个过程就叫奶阵。宝宝一旦成功启动奶阵，乳房就会主动往外挤压乳汁，宝宝再配合着往外吸，就能在短时间内轻松吃饱。吃奶是宝宝和妈妈共同合作的事，而奶阵是能让宝宝高效吃奶的得力助手。

奶阵来临时妈妈的反应

当哺乳期妈妈的乳房被刺激时，乳汁像喷泉一样喷出或快速流出，这就是奶阵。一次喷乳反射会持续 1 ~ 2 分钟，在一次亲喂时间里会有几次喷乳反射。由于喷乳反射时感觉奶是一阵一阵来的，当奶阵来临时，妈妈会有下面的几种感觉：

1. 乳头变硬，乳房微胀，乳腺管充盈。

2. 宝宝没有吃的那侧乳头也会溢乳或喷乳。

3. 可以听见宝宝大口吞咽的声音。

4. 用吸奶器吸奶时，看到乳头喷射出很多条奶线。

5. 来奶阵的一侧乳房及乳房周围的皮肤会发紧，有麻麻酥酥的感觉，有的妈妈甚至会下巴抖动。

快速引奶阵刺激法

·亲喂

亲喂是最自然的引奶阵的方法，宝宝只要吸几口，通常就能成功地刺激乳头，形成喷乳反射，奶阵就会出现。

·用吸奶器吸奶

奶阵来时是两边的乳房一起泌乳，所以建议用电动双边吸奶器。先将吸奶器的力度调到最弱，等到奶阵来临时再将力度调大，以便轻松吸奶。

·乳房按摩

以画圈方式由乳根向乳头方向按摩乳房，轻抚数次后，再用指腹在乳晕周边轻轻挤奶，可帮助启动喷乳反射。

·补充汤汤水水

哺乳期妈妈喂奶前先喝一大杯温水或催乳汤，补充足够的水分后，深呼吸放轻松，能使喷乳反射更强烈。

·刺激乳头

将双手洗净，用手温柔地左右旋转乳头或是轻刮乳头，不时用手指触碰乳头最前端，使乳头坚挺变硬，以舒服为主，直到奶阵到来。刺激乳头的同时想象宝宝吃奶的样子，效果更显著。

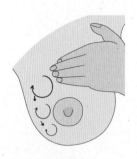

螺旋式按摩法

指腹稍微用力，从乳房上方的胸壁开始，以螺旋方式按摩乳房，在每一个点按摩数秒，再移至下一个点，有点像在做乳房检查的动作。

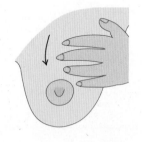

垂直式按摩法

手从乳房上方胸壁轻抚至乳头，用轻轻搔痒的力道即可，这个动作也可以帮助妈妈放松。

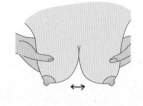

地心引力法

身体微向前倾，借助地心引力让乳房下垂，然后用手轻轻晃动乳房。

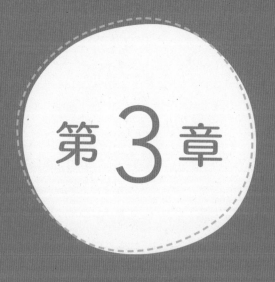

第**3**章

产后4~6个月
积极追奶，
尝试给宝宝添加辅食

积极应对乳汁减少，让乳汁更充盈

树立信心，积极追奶

宝宝最好的食物就是母乳，因此妈妈一定要尽量保证乳汁充足。如果母乳分泌不足，就要积极追奶。追奶顾名思义就是奶量不足，或者以前奶量充足突然奶量少了，想办法把奶量追上去。对于追奶妈妈来说，首先要对自己有信心，其次就是要注意方法。

别动不动就说"我就是奶少""我妈生我的时候就是奶少，遗传给我了"，否则，即便有分泌乳汁的能力，也会不自觉地认为自己奶不够。

母乳喂养很考验妈妈的自信心，妈妈要相信大自然赋予女性的神奇能力。有些妈妈没有足够的耐心，一旦乳汁少、不够宝宝吃，就轻易放弃母乳而选择配方奶，这是不对的。如果开始分泌的乳汁少，一方面妈妈要加强饮食管理；另一方面要让宝宝多吸吮乳房，因为宝宝的吸吮动作会刺激泌乳，奶是越吸越多的。

母乳中的营养含量是很充足的，能完全满足4个月以内宝宝成长所需的各种营养物质（除维生素D）。因此，4个月以内的宝宝无须添加其他食物，包括水。但在给宝宝哺喂的同时，妈妈需保证自身的营养充足，若自身缺钙，在给宝宝哺喂的时候，为了保证母乳中的钙含量，身体就有可能动用妈妈的骨钙，影响妈妈的身体健康。所以，在正确哺喂的同时，也要注意自身的营养状况，切忌节食。

妈妈经验谈

追奶时，一定要坚定信念

记得宝宝出生时3600克（7斤2两），40天的时候5250克（10.5斤），77天时7900克（15.8斤），纯母乳喂养，宝宝能吃能睡，特别好带，再辛苦也值得。其实我的奶也不是一开始就充足，想想追奶的那十天左右，很多次觉得追不上去，家人都在劝我加奶粉，全靠着自己纯母乳喂养的信念支撑熬过来。所以，宝妈们，别放弃，要相信自己一定可以实现纯母乳喂养。

如何让乳汁更充盈

· 宝宝多吸，追奶更有效

追奶最有效的方法是让宝宝多吸。没有这个大前提，喝再多的汤汤水水，吃再多催乳的食物都是白搭。

奶量减少时妈妈要全天跟宝宝在一起，在宝宝清醒的时候，只要宝宝不抗拒，就尽量增加哺喂次数，不在乎他一顿吃多少，哪怕只是吃几口，妈妈要时刻记住，吸吮的频率是最重要的。妈妈不要焦虑，放松下来，频繁哺乳两三天，一天至少哺乳 10 次以上，很快就会有效果。

任何催乳汤都没有宝宝的小嘴巴管用，喝再多的汤，不让宝宝多吸也是枉然。妈妈切记：奶是宝宝吸出来的，不是攒出来的，宝宝越吃奶，奶才会越多。

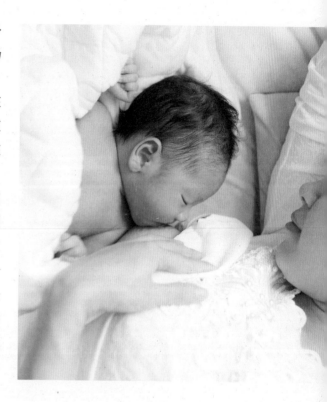

 马医生贴心话

追奶妈妈可以这么做

- **加倍喂奶**：宝宝吃完奶后，不要让他立即躺下睡觉，而要再抱一会儿，让他保持清醒，并把吸入的空气排出来，这样宝宝肚子又有空间了，可以再喂一轮奶。
- **脱光宝宝喂奶**：肌肤之亲有助于唤醒贪睡的宝宝，可刺激不太投入的宝宝积极吃奶。怕宝宝着凉的话，可以在他身上披上小毯子。
- **午睡及夜间喂奶**：妈妈体内的泌乳素水平在睡眠中会提升，使泌乳量提高。

· 不要让乳房总处于胀满的状态

母乳喂养的妈妈，一定不要让乳房总处于胀满的状态，一旦感觉涨奶，就要让宝宝吸吮，或者用吸奶器吸奶，否则奶量会慢慢下降。

吸出来的母乳可以用消过毒的容器装起来冷冻，以备不时之需。需要的时候先将冷冻母乳解冻，然后隔水温热摇匀就可以喂奶了。

· 调整好心态，别内耗

追奶除了要掌握正确的追奶方法，调整好心态也是至关重要的。很多妈妈不能耐心等待奶水自然增加的过程，其根本原因是妈妈的自信心不足，而是自我怀疑奶量不足。追奶通常不是一蹴而就的，需要一段时间。在这期间妈妈和宝宝都需要努力，需要克服一些不良的哺喂习惯。这些因素决定了追奶不是一个轻松的过程，因此追奶妈妈要调整好心态，坚定信心，耐心等待，才能熬过追奶期，让奶量多起来。

当然，追奶期间家人的支持也相当重要，家人要跟妈妈达成一致意见，并支持和鼓励妈妈追奶，让妈妈能把时间和精力投入到哺育宝宝这件事上。只有全家人通力合作，纯母乳喂养才能顺利实现。

平时休息好，保证足够的睡眠

一个新生命的诞生，给整个家庭带来了巨大的幸福感，但是也骤然增加了妈妈哺育的负担。妈妈们通常都睡眠不足，但睡眠不好会直接影响乳汁的分泌。为了使奶量充足，同时也为了妈妈的健康，家人要多帮忙，让妈妈能尽量休息。

· 调整产后休息时间

妈妈不要指望晚上的长时间睡眠，夜间哺乳决定了妈妈很难获得长时间的夜间睡眠。白天宝宝如果睡着了，妈妈要抓紧时间休息。在哺乳期，休息比娱乐更重要，休息好，乳汁才能充足，身体才能快速恢复。妈妈的娱乐生活可以暂时先放一放，抓紧一切时间休息，这才是明智的选择。

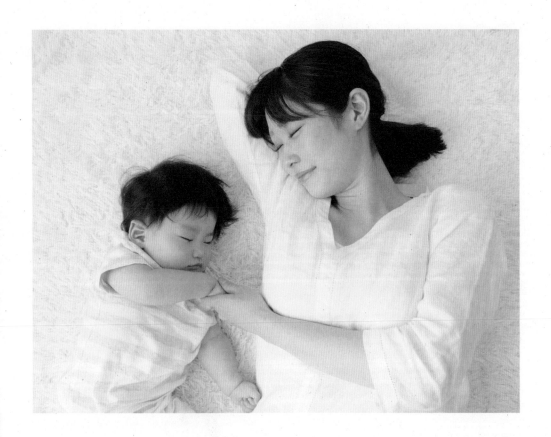

· 保证睡眠质量

哺乳期妈妈睡眠时间比较有限，在这个有限的时间内睡得踏实、安稳是非常重要的。

舒适的卧具是良好睡眠的保证，妈妈要选择合适的枕头和床，产后一段时间应睡硬床，这有利于骨骼归位和机体复原。枕头也是睡好觉的重要因素，一般来说，荞麦枕头比较合适，可以调整高度和形状。太软的枕头和太高的枕头都不合适，容易引起颈部疲劳。

用好这 3 招，有助产后追奶

1 ▶▶ **正确饮食**

不少妈妈曾听说过，花生炖猪脚或鱼汤等食物能使母乳增加，有些人照做之后，并未出现特别成效；有的妈妈则对某些所谓寒凉食物完全忌口，导致营养摄取不均衡，反而造成奶少。

"催乳"这个观念，通常是妈妈给自己的枷锁，正常情况下，只要让宝宝多吸吮，妈妈营养充足，母乳就能正常供应，并不需要特别担心。妈妈在饮食上要注意多样化，以确保各种营养素的摄取，而不应执着于催乳的饮食。

2 ▶▶ **适量运动**

适量运动有助于调适心情、改善睡眠，从而有利于泌乳。适量运动除了可以增强心肺功能，还能起到减重效果。

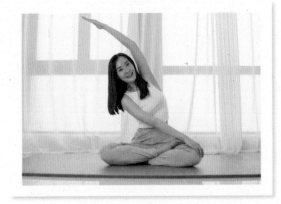

3 ▶▶ **按摩辅助**

按摩之前，可用温水淋向背部或是泡温水澡，然后喝一杯不含咖啡因的热饮。妈妈在桌旁呈趴睡的姿势，请家人在肩胛骨与脊椎处以手指进行环状按摩。妈妈自己也可以在乳房周围以挤乳的手势轻压乳房。不过，妈妈的心情是否放松是关键因素，如果长期处在压力环境下，很容易影响乳汁分泌，通常心情越轻松的产妇，泌乳也会越顺利。

·不要和宝宝睡在一个被窝里

　　宝宝的存在有时是妈妈睡眠不足的原因。有的妈妈喜欢将宝宝放在身边，跟宝宝睡在同一个被窝里，方便哺乳。这不仅对宝宝来说是很危险的（可能引起窒息），还会影响妈妈的休息。

　　正确的做法是不要让宝宝和妈妈睡在一个被窝里。可以让宝宝单独睡在婴儿床上，而且妈妈和爸爸分配好时间，安排好哪个时间由谁负责照看宝宝，这样大家可以轮流有踏实睡觉的时间。

·多吃助眠的食物

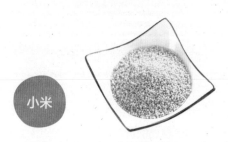

小米

有健胃、和脾、安眠的功效。小米富含色氨酸，色氨酸可促进大脑神经细胞分泌 5- 羟色胺，使大脑的思维活动受到暂时抑制，让人产生困倦感。小米熬成粥，睡前食用，可使妈妈安然入睡。

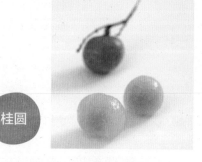

桂圆

有补心益脑、养血安神的作用。睡前饮用桂圆茶或取桂圆加白糖煎汤饮服，对改善睡眠有益。

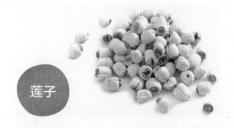

莲子

含有的莲心碱、芦丁等成分，可使人快速入睡，有养心安神的作用。睡前可将莲子煮熟加白糖食用。

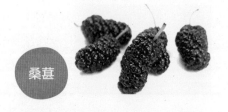

桑葚

可"聪耳、明目、安魂、镇魄"，常用来改善阴虚阳亢引起的眩晕失眠。取桑葚煎汁，熬成膏，加适量蜂蜜调匀。每次 1～2 匙，温水冲服。

第2节

注意避开产后追奶的
这些误区

误区一

涨奶了才喂

其实很多妈妈产后从来不涨奶，但母乳依然够宝宝吃。故意让奶"憋多了"才喂，反而不利于后期泌乳，因为奶是越吃越有的，乳房长时间得不到宝宝的吸吮刺激，泌乳素分泌会减少。

误区二

必须大量喝汤，奶才多

有的妈妈喝汤容易涨奶，或者吃某种食物容易涨奶。但涨奶不等于奶多，不过是在宝宝不吃的时候，乳房也泌乳了而已，是泌乳时间上的错位，是奶多的假象。并不是整个哺乳期乳房每天都是胀胀的才好。

误区三

不涨奶就是没奶

在涨奶不涨奶这个问题上，因妈妈体质不同而有区别。很多妈妈产后初期喂不喂都泌乳，于是经常涨奶。这样的妈妈通常要经过几个月甚至半年以上，乳房才能"学会"在宝宝吃的时候泌乳，不吃的时候不"瞎泌乳"。而有的妈妈，产后直接就达到了供需平衡的状态，堵奶风险小。

误区四

为了追奶什么方法都试

吸奶器猛吸，催乳汤乱喝，请催乳师催乳，这些做法都可能带来额外风险。吸奶器使用不当会损伤乳头；不合格的催乳师催乳不当容易导致乳房损伤；猛吃猛喝不仅让妈妈发胖，还使乳汁油腻，易造成宝宝腹泻。最郁闷的是各种方法试下来，追奶没成功，反而打击妈妈的自信心。

宝宝睡不好是因为没吃饱

有些妈妈看到宝宝睡眠不好就以为是饿的缘故。继续问养育细节，发现这些宝宝之所以睡不好通常是由于以下原因：宝宝白天活动不足；宝宝对睡眠条件不满（抱着睡能睡很久，自己躺着睡一会儿就醒）；温度不适宜，或冷或热。

宝宝哭就是因为饿

宝宝哭的原因较多，不都是因为饿。吃饱睡足的宝宝确实应该情绪愉快，但这是在婴儿的心理需求也得到满足的前提下。婴儿需要和母亲接触；需要想吃就吃，不想吃就不吃；想睡就睡，不想睡时有人陪着玩耍。而且宝宝对妈妈的情绪很敏感，在一喂奶就焦虑的妈妈怀里，宝宝会很不安，容易哭闹。

很多宝宝吃了奶粉才肯睡

很多混合喂养的宝宝，夜间睡前的一顿奶必须是奶粉，如果换成母乳就不能安稳入睡。其实，宝宝一开始都喜欢吃母乳时半睡半醒，迷糊着继续叼着乳头的感觉，换成奶粉后因为吸奶瓶不费劲，宝宝吃饱了很容易入睡。于是宝宝习惯了睡前最后一道程序是吃奶瓶，没到这个程序就不睡。

过分执着于纯母乳喂养

刻意追求纯母乳喂养会让有些妈妈变得纠结、烦躁。吃，只是育儿当中的一个方面而已。宝宝需要的不仅仅是奶，妈妈带给的爱和安全感也很重要。确保正确追奶，然后让结果顺其自然，享受和宝宝相处的美好时光就好。当然，更要多学习哺乳技巧和经验，这样"顺其自然"才真是好的心态而不是自我安慰。

宝宝突然厌奶不用愁

每次妈妈一掀开衣服，露出宝宝的"粮袋"，小小的人儿就会露出欢天喜地的表情，这是母乳喂养的妈妈最喜欢看到的画面。可是，在宝宝4～6个月的时候，很多妈妈会发现，宝宝突然就不喜欢吃奶了，有时候甚至一整天也喂不进去，一喂奶宝宝就转头避开，只能在夜间他睡得迷迷糊糊时喂几口"迷糊奶"。但是宝宝的精神状态、身体发育都很正常，玩得也很开心。这种情况说明宝宝可能出现厌奶了。

宝宝出现厌奶的原因和应对方法

宝宝厌奶有很多原因，可能是宝宝消化不良，也可能是喂奶方式太单一，还可能是出牙不适，而且随着宝宝活动范围的扩大，他的好奇心也与日俱增，开始对身边的每件事物都感到新奇，这也会分散他吃奶的注意力。很多妈妈不知道该怎么应对宝宝厌奶，别担心，只要宝宝不是因为生病厌食，用对方法就能让宝宝轻轻松松地度过厌奶期。

·不能用强迫手段

很多家长担心宝宝厌奶会影响身体发育，于是采用强迫的方式，这种做法反而会让宝宝对吃产生恐惧。其实只要宝宝身高、体重等平稳增长，这个时期家长应该思考，如何帮助宝宝接受辅食，而不是强迫他喝奶。

·改变喂食方式

当宝宝出现厌奶的征兆时，妈妈可以改变喂奶方式，采取较为随性的方式。以少食多餐为原则，宝宝什么时候想吃就什么时候喂。此外，还可以通过游戏消耗宝宝的体力，当宝宝饿的时候进食的状况也会得到改善。

·营造安静的用餐环境

进食的环境尽量柔和、安静，因为此阶段的宝宝开始对外界感到好奇，用餐时若有人在旁逗弄他，或出现很多能吸引他注意力的玩具、声音，宝宝就会觉得这些事情比吃饭更有趣，自然不想吃了。

·奶嘴大小要适当

人工喂养的宝宝喝奶少，可能是因为奶嘴孔太小，宝宝吸吮太费力气，因此喝的量才减少。随着宝宝月龄增加，吞咽能力增强，应给宝宝换用流速适当的奶嘴。换奶嘴后要观察宝宝能否及时吞咽，若易发生呛咳，可能是奶嘴孔太大了。

 马医生贴心话

需要去医院的情形

宝宝厌奶一般不会持续太长时间，有的只有几天就会恢复正常，最长时间一般也不超过 1 个月。此外，宝宝厌奶时，身体状态和精神状态不应受到影响，如果在厌奶的同时发现宝宝体重减轻或精神萎靡，应警惕是否是疾病引起的，应及时到医院查明原因，尽快调整。

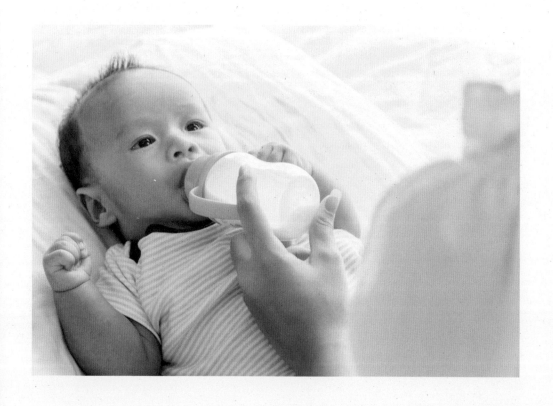

宝宝湿疹了，该如何喂

湿疹俗称奶癣，多发生于 0 ～ 2 岁的宝宝。湿疹大多发生在头面部、颈部和四肢褶皱处，会出现米粒样大小的红色丘疹或斑疹。有些为干燥型，即在小丘疹上有少量灰白色糠皮带脱屑；有些为脂溢型，即在小斑疹上渗出淡黄色脂性液体，而后结成痂皮，脂溢型以头顶及眉间、鼻旁、耳后多见，但痒感不太明显。

宝宝怎么喂

通常情况下，宝宝湿疹多因过敏引起，所以对于母乳喂养的宝宝，妈妈应尽量避免吃容易引起过敏的食物，要排查可能引起宝宝过敏的食物。同时，也要避免食用辣椒、姜、蒜等辛辣刺激性食物。

宝宝已经得了湿疹，妈妈可适当多吃些不饱和脂肪酸含量丰富的食物（如核桃、橄榄油等），它能通过乳汁到达宝宝体内，防止毛细血管脆性和通透性增高，从而缓解湿疹的症状。

人工喂养的宝宝需排查是否因牛乳蛋白过敏，必要时在医生指导下，换用深度水解配方奶或氨基酸配方奶。

 马医生贴心话

注意宝宝在生病早期精神状态变化

- 精神差，感觉宝宝总在迷迷糊糊地睡。
- 醒来时，宝宝没有了往日的神气劲。
- 醒着时，两眼无神，表情呆滞。
- 对外界的反应差而慢。
- 吃奶没劲，吃奶量比平时少。
- 比平时爱哭，又难哄，显得烦躁不安。
- 小哭不闹，比平时安静得多。

每个宝宝都有自己的一些日常表现，妈妈平时要注意观察，只要感到宝宝精神状态异常，就要提高警惕，宝宝可能生病了。

宝宝要合理用药

当宝宝湿疹比较轻、没有皮损时，可用炉甘石洗剂，它是一种粉剂与溶液的混合物，主要成分为滑石粉、氧化锌和水，有良好的清凉、收敛效果。

当宝宝皮肤出现了破溃，特别是渗液时，只能使用激素和抗生素药物，促使破损尽快恢复，否则会出现皮肤感染，导致湿疹持续不退。这两种药物要遵医嘱使用，不能随意自行调整用量。

患儿皮损部位每次在外涂药膏前先用生理盐水清洁，不可用热水或者碱性肥皂液清洗，以减少局部刺激。

宝宝皮肤的护理

1 湿疹护理的关键是保湿。症状不重时，每天可多次涂抹婴儿润肤霜。一般推荐以矿物油（如凡士林）为主要成分的稠厚软膏，每天涂 3 次以上，让宝宝的皮肤整日都是湿润的。

2 渐退的痂皮不可强行剥脱，应待其自然痊愈，或用棉签浸熟香油涂抹，待香油浸透痂皮，再用棉签轻轻擦拭去除。

3 为了防止宝宝的小手搔抓患处而继发感染，可用棉纱缝制的小手套套在其手上，或者用软布包裹宝宝的双手，但要特别注意，不能有任何线头在手套或软布的内面，以防因线头缠绕引起手指的缺血性坏死。

4 室内保持凉爽、湿润，特别是晚上。在冬天空气干燥时，注意室内加湿，夏天如果用空调，也可用加湿器。

5 洗澡时，洗澡水避免过烫，洗澡时间以 5 ～ 10 分钟为宜。如果洗澡后病情恶化，应适当控制洗澡的次数，尽量使用不刺激皮肤的婴儿浴液，或直接用清水洗澡。

6 不要捂着孩子。不能给孩子穿得太多、盖得太厚，湿热会加重湿疹，引起孩子烦躁、哭闹不安。衣物应选棉质、透气、轻薄的。穿衣原则：比大人少穿一件或与大人相当。

如何判断是否可以添加辅食

添加辅食到底是 4 个月还是 6 个月

世界卫生组织提倡 0 ~ 6 个月的宝宝尽量纯母乳喂养，6 个月以上的宝宝开始逐渐添加辅食。实际上在中国，很多地方是在宝宝满 4 个月以后就开始给宝宝添加辅食。妈妈要根据宝宝的具体情况，灵活掌握添加辅食的时机、种类等，酌情添加。

? 你知道吗

宝宝还不宜吃鸡蛋清

4 个月大的宝宝易对异种蛋白产生过敏反应，容易诱发湿疹或荨麻疹等疾病。所以，不到半岁的宝宝最好不要食用鸡蛋清。

宝宝想吃辅食的 5 大信号

因为每个宝宝的个体差异，家长不能要求宝宝跟其他同龄宝宝完全一样，应细心观察宝宝自己的生长规律，如果宝宝发出了以下信号，则说明可以添加辅食了。

· 体重是出生时的 2 倍

一般来说，宝宝在 4 月龄时体重是出生时的 2 倍，而体重增长等身体发育指标和宝宝的消化能力是密切相关的。体重不达标，说明宝宝的胃肠功能可能也未达标，引入辅食容易引起过敏反应。所以，最好在宝宝体重是出生时的 2 倍，消化器官和胃肠功能发育成熟到一定程度后，再开始添加辅食。

· 在大人的帮助下可以坐起来

最初的辅食一般是流质或半流质的，不能让宝宝躺着进食，否则容易发生呛咳。所以，只有在宝宝能保持坐位的情况下才能添加辅食（最起码在抱着宝宝时，宝宝可以挺起头和脖子，保持上半身的直立）。当宝宝想要食物的时候，会前倾身体，并伸手抓，不想吃的时候身体会向后靠。

· 看见大人吃东西，会口水直流

随着消化酶的活跃，宝宝 4 ~ 6 个月时，其消化功能逐渐发达，唾液的分泌量会不断增加。这个时期的宝宝会突然对食物感兴趣，看到大人吃东西时，会专注地看，自己也会张嘴或朝着食物倾身。

· 放入嘴里的勺子，宝宝不会用舌推出

在宝宝很小的时候，会存在一种"挺舌反射"，就是会将送入嘴里的东西用舌头推出来，以保护自己不会被异物呛到。挺舌反射一般消失于宝宝满 4 个月之后，这时用勺子喂食，宝宝会张嘴，不会用舌推掉，能顺利地把食物从口腔前部转移到后部，完成吞咽。

· 需奶量变大，喝奶时间间隔变短

如果宝宝一天之内能喝掉 800 ~ 1000 毫升配方奶，或至少要喝 8 ~ 10 次母乳（并且吃空两边乳汁后还要喝），则说明在一定程度上，奶中所含的热量已不能满足宝宝的需要，这时就可以考虑添加辅食了。

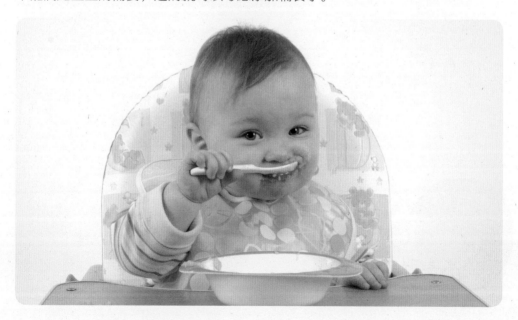

第6节

辅食性状要根据
牙齿发育来调整

吃泥糊状辅食

6 个月
宝宝

锻炼宝宝的吞咽和舌头前后移动的能力。适合吃的辅食包含含铁米粉、面糊、南瓜米糊、红薯米糊等。

吃碎末状辅食

7 ~ 8个月
宝宝

锻炼宝宝舌头上下活动的能力。适合吃的辅食包括豆腐羹、瘦肉泥等。

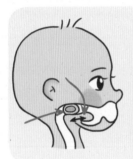

舌头前后运动。

闭上嘴以后嘴角不动。

将食物送到咽喉处咽下。

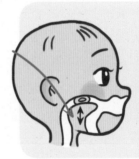

舌头能够上下运动。

两个嘴角可以向两侧伸展。

能够用舌头将食物在上腭处碾碎。

可吃稀粥、烂面条等

9 ~ 10个月
宝宝

锻炼宝宝舌头和上腭碾碎食物的能力。适合吃的辅食包括南瓜胡萝卜粥、茄子肉丁面（软烂）等。

可吃软米饭、软饼等

11 ~ 12个月
宝宝

练习舌头左右活动、咀嚼食物的能力。适合吃的辅食包括软米饭、胡萝卜鸡蛋饼等。

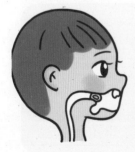

前牙咬断。

用舌头将食物运到口腔深处。

用牙龈将食物磨碎。

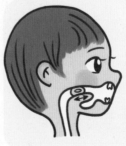

舌头可以左右运动。

练习咀嚼。

嘴角可以更大程度地向两侧伸展。

如何轻松做辅食

省时省力的辅食工具

· **制作工具**

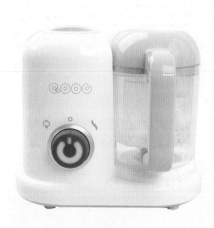

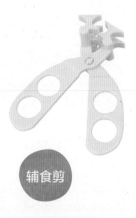

辅食剪

可以把食物剪成适合宝宝吃的大小，携带方便。

料理机

料理机功能比较多，打菜泥、肉泥、果泥都非常细腻，清洗方便。

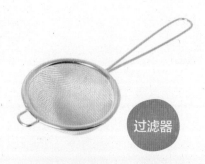

过滤器

用于滤去辅食中的大颗粒，也可用于焯水等，用处较多。

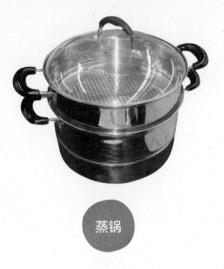

蒸锅

可以使用小号蒸锅，省时节能。

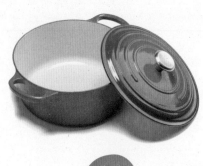

小汤锅

烫熟食物或煮汤特别方便。

· **进食工具**

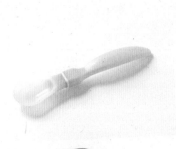

勺

需选用软头的婴儿专用勺，宝宝独立使用时不会伤到自己。

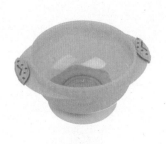

碗

建议选用底部带吸盘的碗，能够固定在餐桌上。

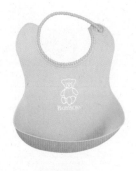

**围嘴
（罩衣）**

半岁以前防止宝宝弄脏自己胸前的衣服，用围嘴就够了。半岁以后，随着宝宝活动幅度增加，就需准备带袖罩衣了。

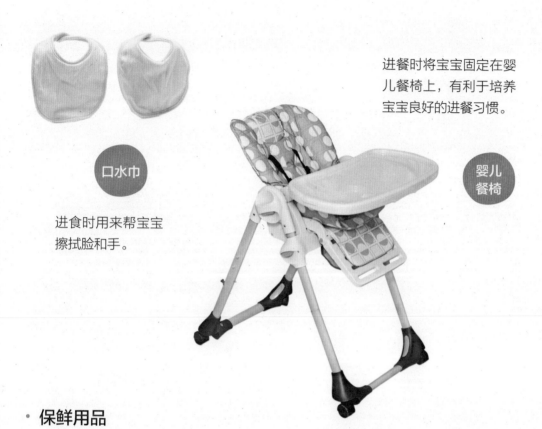

进餐时将宝宝固定在婴儿餐椅上，有利于培养宝宝良好的进餐习惯。

口水巾

进食时用来帮宝宝擦拭脸和手。

婴儿餐椅

· **保鲜用品**

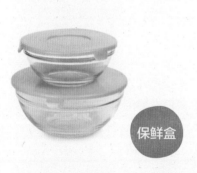

保鲜盒

做多了的辅食可以放入保鲜盒里冷藏起来，以备下一次食用。宝宝外出玩耍时，带的小点心或切好的水果也可以放到保鲜盒里。

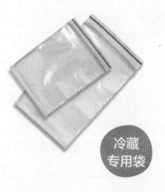

冷藏专用袋

最好是能封口的专用冷藏袋，做好的辅食分成小份后放入袋中，放在冰箱冷藏即可。

做辅食需要掌握的技巧

· 辅食制作要注意

① 使用单独的刀、砧板、容器等工具，并且要生食、熟食分开使用。

② 食物要彻底煮熟，肉切开要无血丝，蛋黄呈凝固状态，汤持续煮沸至少 1 分钟。

③ 易腐烂的蔬菜、水果、肉、蛋等，买回来要及时烹饪或冷藏，不要在室温下搁置太久。

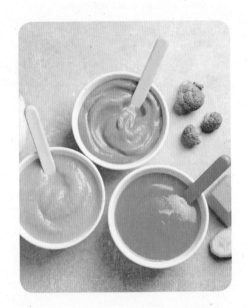

④ 现吃现做，尽可能给宝宝吃当餐制作的食物，吃不了要及时冷藏。如果是夏季，室温下搁置 2 小时以上就不要再给宝宝食用了，避免滋生细菌导致宝宝腹泻。

⑤ 宝宝吃辅食的餐具一定要及时清洗，建议每天消毒 1 次，可以采用煮沸消毒法或是蒸汽消毒法。煮沸消毒法是把辅食餐具洗净后放到沸水中煮 5 分钟；蒸汽消毒法是把洗净的餐具放到蒸锅中，蒸 5 ~ 10 分钟。

⑥ 辅食烹饪方法宜采用蒸、煮等烹饪方式，不宜用煎、炸等烹饪方式。

制作泥糊状的动物性食物

各种泥糊状的动物性食物可以单独吃，也可以和菜泥一起加入粥或面条中食用。但要注意肝泥不可食用过多，每周 1 ~ 2 次即可。鸡、鸭、鹅的臀尖烹制时要去掉。

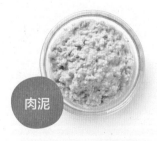

肉泥

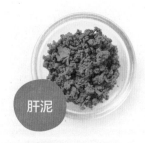

肝泥

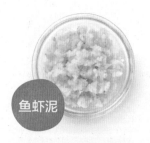

鱼虾泥

选用鸡胸肉、猪瘦肉等，洗净后剁碎或用料理机打成肉糜，再加适量水蒸熟或煮烂成泥状。加热前先用研钵或匙把肉糜研压一下，可在肉糜中加入蛋黄、淀粉等，使肉泥更嫩滑。

将动物肝洗净、剖开，用刀在剖面上刮出肝泥，或将剔除筋膜后的动物肝剁碎成肝泥，再蒸熟或煮熟即可。也可将肝蒸熟或煮熟后碾碎成泥。

将鱼洗净、蒸熟或煮熟，然后去皮、去骨，将留下的鱼肉用勺压成泥状即可。虾仁剁碎或粉碎成泥，蒸熟或煮熟即可。

制作泥糊状的植物性食物

做菜泥、土豆泥时最好加入适量植物油，或与肉泥混合后喂养。水果泥可直接食用。

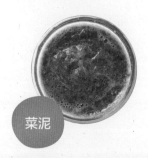

菜泥

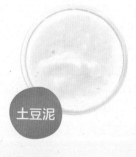

土豆泥

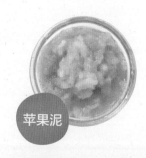

苹果泥

选择菠菜、油菜等绿叶蔬菜，择取嫩菜叶。水煮沸后将菜叶放入水中焯熟，捞出剁碎或捣烂成泥。

将土豆洗净去皮，切成小块后煮烂或蒸熟，用勺压或捣成泥。

苹果切开或去皮，直接用勺将果肉刮成泥。

第8节

辅食添加的原则

　　每个宝宝的发育情况不同，每个家庭的饮食习惯也有很大的差异，所以给宝宝添加辅食的种类、数量也会不同。但总体来说，宝宝辅食添加应该遵循以下的原则。

添加原则 1 ▶▶

适时添加
过早给宝宝添加辅食，会导致宝宝腹泻、呕吐，伤及娇嫩的脾胃；过晚给宝宝添加辅食，会造成宝宝营养不良，甚至拒绝辅食，患1型糖尿病的风险也增加。所以，根据宝宝的身体情况，适时添加辅食非常重要。

由一种到多种
宝宝刚开始添加辅食时，要先添加一种食物，等习惯这种食物后，再添加另一种食物。每一种食物需适应3天左右，这样做的好处是如果宝宝对食物过敏，能及时发现并找出引起过敏的是哪种食物。

添加原则 2 ▶▶

由少到多
给宝宝添加一种新的食物，必须先从少量开始喂起。父母需要比平时更仔细地观察宝宝，如果宝宝没有什么不良反应，再逐渐增加一些。拿添加蛋黄来说，应从1/4个开始，如果宝宝能够耐受，1/4的量保持几天后再加到1/3，然后逐渐加到1/2、3/4，最后为整个蛋黄。

添加原则 3 ▶▶

由稀到稠、由细到粗
辅食应从稀到稠添加，添加初期给宝宝吃一些容易消化、水分较多的稀糊状辅食，然后慢慢过渡到各种半固体食物，最后添加柔软的固体食物。辅食的性状应从细到粗，可以先添加一些糊状、泥状辅食，然后添加末状、碎状、丁状、指状辅食，最后是成人食物形态的辅食。

添加原则 4 ▶▶

添加原则 5

▸▸ **注意观察宝宝的消化能力**

添加一种新的食物，宝宝如有呕吐、腹泻等消化不良反应时，可暂缓添加，待症状消失后再从少量开始添加。

添加原则 6

▸▸ **1岁以内的宝宝辅食不要加盐**

1岁以内的宝宝肾脏功能尚未完善，摄入盐分和糖分会加重宝宝肾脏的负担，所以宝宝辅食要清淡，尽量体现食材天然的味道。

添加原则 7

▸▸ **不要强迫进食**

当宝宝不愿意吃某种新食物时，切勿强迫，可改变给予方式。例如，可在宝宝口渴时给予新的菜汁或果汁，在宝宝饥饿时给予新的食物等。

添加原则 8

▸▸ **心情愉快**

给宝宝添加辅食时，应该营造一种安静、轻松的氛围，且有固定的场所和餐具，最好选择宝宝心情愉快的时候添加辅食，这样有利于宝宝接受辅食。

添加原则 9

▸▸ **不要在炎热的环境下添加辅食**

天气炎热会影响宝宝的食欲，降低食量，还会导致宝宝消化不良。所以，天气炎热时可开空调或使用其他降温方式，给宝宝营造舒适凉爽的用餐环境。

添加原则 10

▸▸ **不要在宝宝生病时开始添加辅食**

要让宝宝感觉吃饭是件快乐的事情，所以，不要在宝宝生病时开始添加辅食，也不要在生病时添加新的食物。

富铁婴儿米粉是最好的
第一口辅食

宝宝 4 ~ 6 个月开始就可以尝试添加辅食了，这时候富铁婴儿米粉是很好的选择。它容易消化，且不易致敏，同时能补充宝宝易缺乏的铁。

如何选购婴儿米粉

应该尽量选择规模较大、产品质量和服务质量较好的企业的产品。还要看婴儿米粉外包装上的营养成分表中的营养成分是否全面，含量比例是否合理。质量好的婴儿米粉应该为白色、颗粒均匀一致，且有米粉的香气。

米粉怎么冲调比较好

1. 米粉、温水（约70℃）按米粉外包装上说明的比例准备好。

2. 将米粉加入餐具中，慢慢倒入温水，边倒边用汤匙轻轻搅拌；搅拌时如遇到结块，用汤匙将其挤向碗壁压散。

3. 用汤匙将搅拌好的米糊舀起倾倒，呈炼乳状流下为佳，不要冲调得太稀。

怎么喂给宝宝

第一次添加，可以只给宝宝吃 1 勺米粉。将米粉调成稀糊状，先放一点儿在宝宝的舌头上，让他吮舔适应这种味道。如果宝宝接受良好，以后可以逐渐加量。

? 你知道吗

最好购买不加糖的婴儿米粉

市场上很多米粉添加了蔗糖，这种米粉很受宝宝的欢迎，但1岁以内的宝宝应尽量进食原味米粉。因为宝宝天生偏好甜味，一旦吃到甜味食品，就会导致宝宝不愿意接受没有味道的食物，甚至出现母乳喂养或配方奶喂养受阻的情况。

初次选择米粉，最好还是选原味米粉。等适应了原味米粉后，再吃添加了蔬菜、肉类等附加食材的米粉。这样有利于宝宝健康成长。

第10节

辅食喂养指南

喂养指南 1

第一次喂辅食的目标是尝试食物的味道

第一次给宝宝添加辅食是让宝宝尝试食物的味道，增加对食物的耐受，预防食物过敏性疾病，以 1/4 勺为宜。宝宝如果喜欢辅食，第 1 周可逐渐增加到 1 勺。如果宝宝不喜欢吃，吃了也会吐出来时，就不要强迫宝宝进食。如果尝试几次宝宝也不愿吃辅食，可以把食物涂抹在宝宝唇边，让宝宝尝尝味道即可。如果宝宝还是拒绝吃辅食也不要勉强，几天后再尝试一下。

喂养指南 2

辅食可适当放油

添加辅食以前，宝宝全部的营养来源都是母乳或配方奶，所以此时不需要食用油。到了 6 个月开始添加辅食并逐渐适应以后，可以适当在辅食中添加植物油。油脂中的脂肪酸对宝宝来说是必需的营养物质，与生长发育和成长健康密切相关。刚开始添加辅食时，滴 2 ~ 3 滴油基本就够了；如果辅食中有蛋黄或肉类，就要适当控制食用油的摄入量。

喂养指南 3

饿着宝宝不是添加辅食的好方法

刚开始添加辅食，有些宝宝不太爱吃，这时有的妈妈会用"饿着宝宝"的方法来让宝宝在饥饿难耐中选择辅食。实际上，妈妈这样做是不对的，既会影响宝宝对辅食的兴趣，也会影响宝宝的生长发育，还会使宝宝容易变得烦躁。

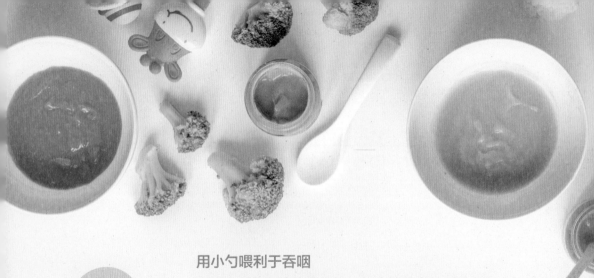

喂养指南 4

用小勺喂利于吞咽

无论吃母乳还是使用奶瓶，奶水都是直接到达咽部，宝宝易吞咽。而泥糊状食物需要用舌卷住食物，并把食物送到咽部，再吞咽下去。所以，开始给宝宝添加辅食时，不要将米粉等放入调好的奶中，用奶瓶喂宝宝，而要用水把米粉调成泥糊状，用小勺来喂，这样更有利于锻炼宝宝的吞咽能力。

喂养指南 5

不要长期让宝宝吃婴儿米粉

有些父母看到宝宝喜欢吃婴儿米粉，就一直让宝宝吃婴儿米粉，而没有逐渐添加末状、碎状的软烂食物，这样做不利于宝宝发育。因为宝宝一直吃婴儿米粉不利于对咀嚼肌的锻炼，还容易出现偏食。此外，由于咀嚼不够，还会影响牙齿发育，甚至导致语言发展滞后。所以，为了宝宝的健康，不宜长期让宝宝吃婴儿米粉。随着宝宝成长，要相应改变辅食的硬度，并保证在宝宝不过敏的情况下辅食多样化。

? 你知道吗

添加辅食后，母乳量每天也要有保障

虽然给宝宝添加了辅食，但不应该影响母乳或配方奶喂养，且要保证每天母乳或配方奶量不少于 600 毫升。可以用"母乳或配方奶 + 辅食"作为宝宝的正餐，妈妈可以每天有规律地哺乳 5 ~ 6 次，逐渐增加辅食量，减少哺乳量，并在哺乳前喂辅食，每天喂辅食 2 次。需要注意的是，妈妈要将谷类、蔬菜、水果、肉类、蛋类等逐渐引入宝宝的膳食中，让宝宝尝试不同口味、不同质地的新食物。

辅食常见问题及应对

辅食不是零食，不要养成过分少量多餐的习惯

米粉最好在白天喂奶前添加，用温水和成糊状，用小勺喂给宝宝。每次喂完米粉后，立即用母乳或配方奶喂饱宝宝。妈妈要记住，每次进食都要让宝宝吃饱，不要养成过分少量多餐的习惯。在宝宝吃辅食后，给宝宝提供奶，直到宝宝不喝为止。当然，如果宝宝吃辅食后，不再喝奶，说明宝宝已经吃饱，就不要再强迫宝宝喝奶。给宝宝添加米粉，应由少到多，由稀到稠。宝宝能够耐受米粉 2～3 周后，可以加少许菜泥。

怎么制作蔬菜泥

洗净的蔬菜放入滚开水中焯烫 1～2 分钟后取出，剁成菜泥，加入米粉中，混合后一同喂给宝宝，最好选择深绿色菜的菜叶。另外，也可将土豆、南瓜、胡萝卜等蒸熟碾成泥，混在米粉中喂给孩子。蔬菜中的水溶性维生素易流失，烹饪时应注意洗净后尽快加工、食用，避免长时间蒸煮。另外，避免反复加热，以防蔬菜中硝酸盐含量增加。

鸡蛋黄为什么不是宝宝的第一辅食

富含铁的鸡蛋黄是宝宝的第一辅食，这是过去的说法。现在推崇较易于宝宝吸收且富含铁的婴儿营养米粉作为宝宝的第一辅食。由于鸡蛋黄中除了含铁外，还含有一些大分子蛋白质，不但极易引起过敏，而且会导致宝宝消化吸收上出现问题，比如便秘等。

另外，蛋黄的味道平平，性状干涩，容易引起宝宝反感。宝宝不爱吃鸡蛋黄是完全可以理解的。与蛋黄相比，水果或蔬菜泥的味道和形状都较容易被宝宝接受。

宝宝喝果汁后大便变硬，还能继续喂果汁吗

喂宝宝喝果汁后即使宝宝的大便出现一些小变化，也无须停止喂果汁。不要担心，等宝宝对果汁适应了，大便就会逐渐恢复正常。在众多的水果当中，柑橘类水果的果汁最容易使宝宝的大便变硬。

辅食的适宜温度是多少

宝宝对温度比大人更敏感，在给宝宝喂辅食前，爸爸妈妈一定要留意辅食的温度。最佳的食物温度是将食物碰触妈妈胳膊内侧的皮肤时感觉不冷不热。

如何添加果汁／泥

果汁含有很好的营养，但是喝惯果汁的宝宝会很难接受喝白水，常喝果汁也不利于口腔的清洁。建议给宝宝添加果泥，鼓励宝宝喝白水。果泥在两餐之间添加，最好不要与辅食混合。选择的水果味道不要太重，以免造成宝宝对味道的依赖，出现厌奶的情况。

添加的辅食是不是越精细越好

宝宝的辅食，最初都是容易消化的泥糊状食物，但应当慢慢从泥糊状过渡到半固体、固体的食物。如果宝宝八九个月大了，甚至快1岁了还在吃泥糊状的辅食，那么形成的食物残渣就会很少，也就不足以刺激肠道运动，易使粪便在肠道内运输过慢，在结肠内停留时间延长，水分被过度吸收，进而导致便秘。

如果宝宝出现便秘了，妈妈要试着给宝宝喂一些富含膳食纤维的食物，最好是蔬菜泥，如绿叶菜和根茎类蔬菜等。另外，可以适当多喂些水果，如熟透的香蕉、苹果、梨、猕猴桃、西梅等。

宝宝辅食推荐

及时添加辅食很重要

· 补充母乳中的营养不足

随着宝宝逐渐长大，对各种营养素的需求也不断地增加，仅靠母乳或配方奶已不能满足成长所需，应该及时给宝宝添加辅食。

· 促进宝宝的肠道发育

宝宝的肠道正处于发育中，到6个月时，液态奶已经不能满足宝宝的营养需求了，这时增加不同性状的辅食能有效刺激肠道发育。不同性状的辅食对肠道刺激是不同的，只有肠道发育成熟了，才能吸收更多的营养物质以满足宝宝生长发育的需求。

· 锻炼宝宝的咀嚼能力

母乳或配方奶都是液态的食物，基本不需要咀嚼，难以使宝宝的咀嚼功能得到锻炼，及时添加辅食可以提升宝宝的咀嚼功能，为以后吃饭打下良好的基础。另外，随着宝宝长大，齿龈的黏膜变得坚硬起来，宝宝需要用齿龈去咀嚼一些食物，以利于宝宝牙齿的长出。

· 帮助宝宝探索新世界

1 视觉
不同颜色、形态的辅食，促进宝宝对色彩和形状的认识。

2 嗅觉
不同的食物，提供给宝宝不同的嗅觉体验，有利于宝宝嗅觉能力的增强。

3 味觉
宝宝总喜欢把手里的东西往嘴巴里放，这是味觉发育的需要。让宝宝尝试各种各样的味道，可培养味蕾的敏感性。

4 触觉
宝宝用手和嘴触及不同质地的食物，从而可以感受到食物的软硬程度，促进触觉发育。

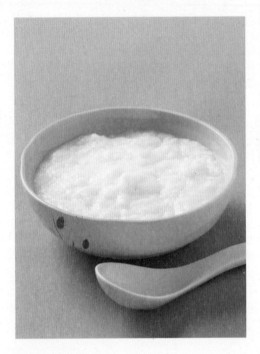

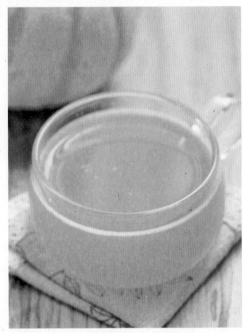

婴儿米粉

材料 婴儿米粉 25 克。

做法

1 将 25 克婴儿米粉放入碗中。

2 倒入 30 ~ 40℃温水，然后搅拌成糊状即可。

营养功效

婴儿米粉含有丰富的蛋白质、脂肪、膳食纤维、DHA（二十二碳六烯酸）、钙、铁等多种营养元素，适合刚开始添加辅食的宝宝。

南瓜汁

材料 南瓜 50 克。

做法

1 南瓜去皮、去瓤，切成小丁，蒸熟，然后将蒸熟的南瓜用勺压烂成泥。

2 在南瓜泥中加入适量开水稀释调匀后，放细漏勺上过滤一下，取汁食用即可。

营养功效

南瓜中含有南瓜多糖，常吃南瓜可改善宝宝的免疫力。

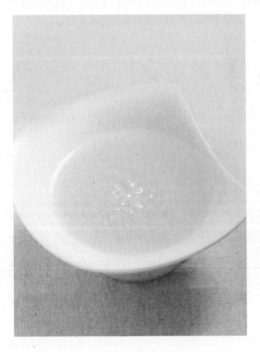

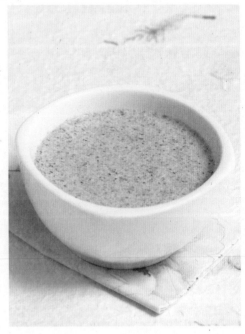

小米汤

材料　小米 15 克。

做法

1 将小米淘洗干净。

2 锅内放水烧温，放入小米煮成稍稠的粥，晾凉后取米粥上的清液喂给宝宝食用。

营养功效 ————

小米营养价值丰富，含有易消化吸收的淀粉，宝宝常食能帮助身体吸收营养素，还有开胃的作用。

蔬菜奶羹

材料　西蓝花 50 克，配方奶 200 毫升。

做法

1 西蓝花洗净，切块，放入榨汁机中，加适量水，榨成汁。

2 取洁净的奶锅一只，将配方奶和榨出来的蔬菜汁倒入其中混合，然后大火煮沸即可。

营养功效 ————

西蓝花含有丰富的维生素 C，可改善宝宝的免疫力。

有益宝宝大脑发育的食物

鸡蛋

含有钙和蛋白质，能给大脑提供所需要的各种氨基酸，宝宝多食用鸡蛋，能增强大脑的活力。

木耳

含有脂肪、蛋白质、多糖类、矿物质和维生素等营养成分，是宝宝补脑健脑的佳品。

深海鱼

含有二十碳五烯酸（EPA）和二十二碳六烯酸（DHA），是促进宝宝大脑发育的健脑食物。

香蕉

含有丰富的矿物质，并含有大量钾离子，宝宝常食有很好的健脑作用。

核桃

含有钙、蛋白质和胡萝卜素等多种营养，宝宝常食有健脑益智的功效。

大豆

含有卵磷脂和丰富的蛋白质，宝宝每天吃一定的大豆或大豆制品，能增强宝宝的记忆力。

避开有损大脑发育的食物

食物	危害	具体食材
含铅食物	含铅量过高会造成大脑不可逆的损伤，进而引起智力低下	爆米花、松花蛋、膨化食品
含味精的食物	1岁以内的宝宝食用味精有引起脑细胞坏死的可能	味精
含过氧化脂质的食物	过氧化脂质容易导致大脑早衰或痴呆，有损大脑发育	熏鱼、烧鸭、烧鹅、鱼干、腌肉
过咸食物	过咸食物会损伤动脉血管，影响脑组织的血液供应，造成脑细胞的缺血缺氧，导致记忆力下降，智力迟钝	咸菜、榨菜、咸肉、豆瓣酱
含铝食物	容易造成记忆力下降，反应迟钝，甚至导致痴呆	油条、油饼、粉丝

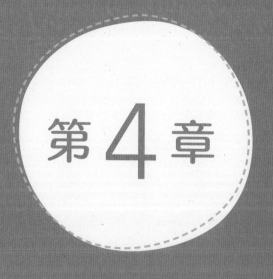

第4章

产后7～9个月
巧妙背奶，
循序渐进添加辅食

妈妈们如何背奶

背奶前的准备工作

　　纯母乳喂养的宝宝已经习惯了从乳房中吸吮奶水，一般会拒绝奶瓶喂养。由于妈妈上班后无法时时刻刻都和宝宝在一起，因此应让宝宝提前适应用奶瓶喝奶。妈妈可以从产假结束前半个月开始，提前锻炼宝宝用奶瓶喝奶，让母乳喂养的宝宝能顺利接受奶瓶。

· 让宝宝接受奶瓶的 3 个方法

1 妈妈可以挤出部分母乳涂在奶嘴上，诱导宝宝吸吮，让宝宝逐渐适应橡胶奶嘴的口感，最终接受奶瓶。

2 如果在给宝宝用奶瓶时，他哭闹着要吃母乳，妈妈可以先回避，让爸爸或其他照料者拿着奶瓶喂，减少妈妈对宝宝的影响，增加宝宝对奶瓶的接受度。

3 不要在亲喂宝宝后再用奶瓶喂母乳，吃饱了的宝宝可能更不愿意接受奶瓶，妈妈可以在宝宝感觉饥饿的时候先用奶瓶喂挤出来的母乳，再亲喂补充。

妈妈经验谈

心理暗示法让宝宝接受奶瓶

　　在打算给宝宝使用奶瓶之前，我提前 2 周对他进行了奶瓶喂养的训练。而且和他进行多次交流，我每天对他说："宝贝，妈妈要上班了，没办法回来陪你，所以妈妈把奶挤到奶瓶里喂你，好不好？"这能让宝宝有个心理接受的过程。我先把奶瓶给他当玩具玩，偶尔用奶瓶装一点水喂他，不一定要吸吮，让他咬着玩也行。逐渐由水过渡到母乳，慢慢让他熟悉并适应用奶瓶喝母乳。

创造一个好的吸奶空间

妈妈要做好心理准备，并不是所有的公司都会给职场妈妈设置专门的哺乳室，让妈妈在私密的空间来吸奶。如果公司不能提供哺乳室，妈妈要尽可能地帮自己创造一个良好的吸奶空间。此外，妈妈也可以穿方便吸奶的哺乳衣，并准备一条大披巾，做好遮挡后在工位上挤奶。

· 吸奶场所的选择

1 在卫生间吸奶是很多背奶妈妈不得已的选择。如果只能在这里吸奶，背奶妈妈可以把椅子搬进去，既可以放吸奶用的各种工具，也可以坐着吸奶。但要避开如厕高峰，以免妈妈产生焦急心理，影响乳汁分泌。

2 茶水间或会客室都可以作为不错的吸奶室，背奶妈妈要学会见缝插针地使用。在使用茶水间或会客室吸奶时，妈妈最好在门上挂上"临时哺乳室"的牌子，避免不知情的人闯入而产生尴尬。

3 如果公司有会议室，妈妈可以和领导沟通一下，在不开会的时候占用一下会议室吸奶。

· 办公室挤奶要点

1 不管是徒手挤奶还是用吸奶器挤奶，挤奶前务必将手洗干净。

2 挤奶时，可以用奶瓶或消过毒的杯子来收集乳汁，再将乳汁分别装在储奶瓶或储奶袋中，尽快冷藏或冷冻。也可直接将奶挤在储奶瓶中。

3 工作场所如果没有冰箱，可用保温瓶或保温箱，也可用专门的背奶包储存。

4 给装母乳的容器留点空隙，不要把容器装得太满或把盖子盖得太紧，以防冷冻结冰而撑破。需要注意的是，如果母乳需长期存放，最好不要使用普通塑料袋储存。

5 最好按照每次给宝宝喂奶的量，将母乳分成若干小份来存放，每一小份的母乳袋上贴上标签并记上日期和奶量，这样方便家人或保姆给宝宝合理喂食，还不会造成浪费。

职场妈妈母乳喂养须知

职场妈妈要对自己有信心，做好时间管理，尽量兼顾事业和育儿。

· 母乳喂养需要注意的 4 点

1 妈妈早上起来，先给宝宝喂奶，调整宝宝的吃奶时间，以便妈妈喂奶后有时间吃个早餐，从容地出门。

2 工作间隙，使用准备好的吸奶器，每隔 3 小时挤 1 次奶（也可以上午、下午各挤 1 次），将挤出来的奶装入储奶袋或储奶瓶中，放入冰箱或背奶冰包中保存。下班后将奶带回家，放入冰箱，让宝宝第二天吃。

3 用冷藏或冷冻的母乳喂宝宝前，要先用温水隔水将奶复温后再喂，复温后喝不完的奶要倒掉，不能再次放入冰箱冷藏或冷冻。

4 利用好 1 小时哺喂福利。法律规定，用人单位应当在每天的劳动时间内为哺乳期女职工安排 1 小时的哺乳时间；女职工生育多胞胎的，每多哺乳 1 个婴儿每天增加 1 小时哺乳时间。妈妈可以好好利用这 1 小时的时间，单位离家近的可以选择中午回家一趟，单位离家远的可以选择提前下班。

· 冷冻奶的解冻、加热

使用冷冻母乳喂养宝宝前，先将其放入冷藏室内解冻，再用温水温热。温热后，打开储存袋的密封口，将母乳倒入奶瓶喂给宝宝吃。储奶袋绝对不能使用微波炉加热，也不能放在炉子上加热。此外，冷冻母乳不能反复解冻、冷冻。

· 尽量选电动、双边的吸奶器

有些妈妈不知如何选择吸奶器，其实，如果条件允许，最好买电动、双边的吸奶器。手动吸奶器是人工控制吸奶过程，不能保持恒定的频率和力量，而且很费体力。电动吸奶器能调控频率和力量，且能持久恒定。双边吸奶器还能节约吸奶的时间。

· 吸奶器并不能代替亲喂母乳

即使上了班，也不能用吸奶器吸奶喂养完全代替妈妈亲自母乳喂养。用吸奶器的情形：①母乳喂养初期，因乳腺不通且宝宝吸吮力相对较弱，或不能直接吸吮时，可用吸奶器。②如果直接母乳喂养后，妈妈的乳房仍有多余的乳汁，可用吸奶器吸出。③妈妈上班或外出，不能直接母乳喂养时，要定时使用吸奶器。

妈妈经验谈

吸奶器用后可送亲友，多次利用

电动吸奶器价格相对比较高，而且只是短时间使用，一般不超过 2 年，用完搁置起来十分浪费。吸奶器主体是机械结构，不会与乳汁接触，而且与乳汁接触的配件可以更换，也不存在"污染"之说。因此，我用完的吸奶器送给了快要生孩子的朋友，既能二次利用，也可拉近感情，何乐而不为？

挤出来的奶如何保存

冷冻母乳是使母乳保存时间最长的一种方法，但其具体的保存期限与用来保存母乳的冷冻箱有关，密封性良好的冷冻箱保存时间就长些，密封效果差且常开关取物的冷冻箱保存时间就短些。所以，在进行母乳冷冻时也要注意冷冻位置的选择。

场所和温度	能保存的时间
储存于 < 25℃的室温	4 小时
冷藏，储存于 4℃左右的冰箱内（经常开关冰箱门）	24 小时
冷藏，储存于 4℃左右的冰箱内（很少开关冰箱门）	48 小时
冷冻，温度保持在 -18 ~ -15℃	3 个月
低温冷冻（-20℃）	6 个月

灵活应对上班尴尬事

· 上班时漏奶巧化解

对于职场妈妈来说，如果奶水丰沛，那么漏奶是比较常见的事情，但办公室这种公众场合，一旦漏奶会让人比较尴尬，要怎么处理呢？

1 **双手抱胸对乳房施压**

漏奶一般发生在奶阵来时，所以漏奶之前妈妈一般会提前感觉到，当乳房一阵阵发紧发胀的时候，妈妈就要意识到要漏奶了。此时，妈妈可以双手抱胸，让手臂向乳头施压，压1～2分钟后，奶阵压力减小，就不会漏奶了。但这种方法不宜常用，以免影响正常泌乳。

2 **挤出部分奶水**

可以抽空找个安全隐蔽的地方挤出一点奶水，只需要稍微挤几下，就会缓解乳房饱满的感觉，漏奶也会停止。挤出部分奶水有个好处，就是能提醒大脑，不需要那么多奶水，促使泌乳量自动调节到适宜的程度，这样，漏奶的次数也会自然而然地减少。

3 **使用防溢乳垫**

妈妈可以备一些防溢乳垫，根据个人喜好选择一次性或重复使用的，垫在哺乳内衣里，一旦湿了就换新的，能预防奶水渗到外衣上。这种方式也是最常见、最便捷的。

• 如何回答男同事的尴尬提问

　　在单位挤奶、洗奶瓶和吸奶器都有可能碰到男同事，当他们问包里是什么东西、你在干什么等问题时，很多职场妈妈会感觉尴尬，不知道如何应答。

　　如果不好意思正面回答，可以选择比较委婉的方式告诉他"这是我家宝宝的午饭""我在给宝宝准备午饭"。相信他们就能听明白了，彼此也不会太尴尬。其实，背奶是一件光明正大又意义深远的事情，妈妈不用尴尬，相反应该感到自豪。职场妈妈应该让同事知道自己在背奶，在需要帮助的时候，大胆开口，相信大部分人是能够理解妈妈的这份坚持和伟大的。

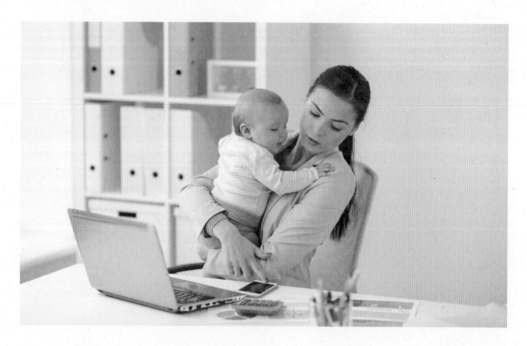

妈妈经验谈

选择合适的防溢乳垫

　　皮肤较为敏感的妈妈最好选用棉质的乳垫，可预防皮肤过敏或乳头感染；上班族或经常外出的妈妈可选用无纺布材料的一次性乳垫；乳汁溢出特别严重的妈妈，可选用拉绒面料的乳垫，能吸收更多的乳汁；全职妈妈可以选择能重复使用的可洗型乳垫，舒适又实惠。

给力的吸奶储奶装备

吸奶器

吸奶器是背奶妈妈的必备装备之一。好的吸奶器应具备以下 3 个特征：

具备适当的吸力	使用时乳头没有疼痛感	能够调整吸引压力

目前市面上销售的吸奶器有手动和电动两种，各有利弊。手动吸奶器小巧轻便，易于携带，而且基本静音，但是挤奶耗时会长一些，也易引起妈妈的手腕疼痛。电动吸奶器操作方便，效率高，省时省力，但是组件比较多，不方便携带和清洗。

吸奶器的选择，取决于使用频率，以及吸奶时间是否充沛。如果职场妈妈需要忙里偷闲从工作中抽出时间来挤奶，那么最好选择电动吸奶器，省时省力。电动吸奶器分可充电式和电池式两种，需要长时间吸奶的话最好用可充电式吸奶器，不常吸奶者建议用电池式吸奶器。如果工作不太忙，有充足的时间来吸奶，可以选一个手动吸奶器，比较实惠。

背奶包

背奶包的容量和厚度不同，保冷的效果也不相同，妈妈可以根据上班距离远近、单位是否有冰箱等因素来选择合适的背奶包。另外，背奶包最好选择不容易脏的颜色，因为工作日天天都要背，没有办法及时更换。

至于背奶包的大小，要根据自己的情况选择。不建议选择太大的，一是没必要，通常妈妈在上班时间就挤两三次奶；二是太大的包沉重而不方便携带。现在的背奶包普遍采用环保防水铝膜，能更好地防水。

储奶用品

储存母乳最好使用适宜冷冻的、密封良好的塑料制品，如储奶袋、储奶瓶，其次为玻璃制品，最好不要用金属制品，母乳中的活性因子会附着在玻璃或金属上而降低母乳的养分。

背奶妈妈用得最多的是储奶袋、储奶瓶，下面对比一下二者的特性。

妈妈经验谈

储奶瓶适用于冷藏，储奶袋适用于冷冻

背奶妈妈可以准备几个储奶瓶和若干储奶袋，随挤随吃的母乳放储奶瓶中再冷藏，需要冷冻的母乳用储奶袋储藏。储奶袋经济实惠，需要注意的是冷冻的储奶袋不要装满（装3/4即可），并要贴上标签，记上挤奶日期和储奶量。

对比内容	储奶袋	储奶瓶
密封性	冷冻之后奶的体积增大，容易撑破	密封性比较好
方便程度	可直接连接在吸奶器上	可直接连接在吸奶器上
能否重复利用	一次性，不能重复使用	可以重复利用

蓝冰和冰袋

蓝冰，俗称环保水，是一种高分子蓄冷剂，无毒、无腐蚀性，可重复使用。如果只需保冷 5 ~ 8 小时，那么就不一定要选择蓝冰，2 ~ 3 个冰袋就足够了。如果需要较长时间保冷，则用冰袋搭配蓝冰效果比较好。冰袋的保冷时间比蓝冰短，一般情况下，1 块蓝冰与 2 个冰袋的保冷时间相当。使用冰袋时，需要提前将冰袋放入冰箱冷冻 10 ~ 12 小时，适合公司有冰箱，上班路上时间不长的背奶妈妈。

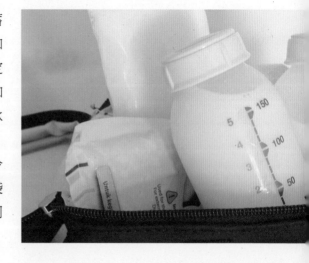

· 不同保存时长所需蓝冰和冰袋数

时长	蓝冰	冰袋
保冷 5 ~ 8 小时	1 个	2 ~ 3 个
保冷 10 ~ 16 小时	2 个	4 ~ 6 个
保冷 24 小时	3 个	8 ~ 12 个

· 如何选择蓝冰

市售的蓝冰分多种，下面简单介绍蓝冰的不同种类和特点，大家可以参考以下信息选择适合自己的蓝冰。

种类		特点
硬冰	波浪冰	可以卡住 1 ~ 2 个储奶瓶，让其更稳固，但是不能卡住多个储奶瓶
	直板冰	相对比较灵活，对储奶瓶的数量没有过多的限制
软冰	小冰袋	体积小，使用方便，可以作为硬冰的补充
	折叠冰	节省空间，形状多变，可以环绕奶瓶进行包裹，但是必须在单位有冷冻和冷藏功能都齐全的冰箱时才适合使用

妈妈经验谈

冰袋 + 蓝冰是新鲜母乳的守护者

为了保证宝宝喝到新鲜的母乳，我每次吸好母乳都是第一时间放在公司的冰箱里，如果家里冷藏的奶够喝一天，我通常就放公司冰箱冷冻，下班后用冰袋 + 蓝冰冷藏带回家。但是有一次，公司的冰箱坏了，幸好我早上临出门时多带了一份冰袋 + 蓝冰，全天都用冰袋 + 蓝冰冷藏保鲜，保证宝宝有新鲜的母乳喝。

如何让宝宝喝到
更新鲜的母乳

背奶妈妈这样吃，母乳更营养

1 食物种类多样化。比如午餐吃了牛肉面，晚餐就别吃同属面食的榨菜肉丝面了，可以选择燕麦粥、红薯、蒜薹炒肉丝等不同类型的食物当晚餐。根据自己当天的工作情况，灵活调整自己各餐的进食量，以保证总热量摄入能满足当天所需。

2 如果工作餐比较单调，尽量把能在家里解决的早餐和晚餐吃得更丰富一些，以满足一天的营养需求。

3 精心挑选零食。可以带些方便携带又有营养的食物，在两餐之间食用，如坚果、牛奶、酸奶、新鲜水果、全麦面包或饼干等。

4 上班族吃饭有时候没有规律，如果实在无法保证就餐时间，可以用保温杯带上营养汤，在工作时当茶饮，既不耽误工作，又能垫肚子。但这种情况不能经常有，否则会影响正餐食欲，对健康和泌乳不利。

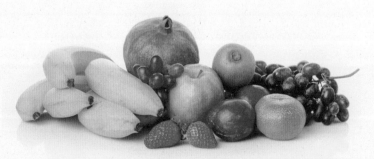

冷冻或冷藏后的母乳，营养会打折扣吗

母乳是宝宝最好的食物，经过冷藏或冷冻的母乳就没有营养了吗？事实并不是这样。即使冷冻会造成母乳营养的流失，使一些免疫成分失去活性，这样的母乳也比配方奶有营养，因为母乳中所含的多种营养物质是人工无法合成的，宝宝吃了之后仍然可以增强抵抗力。

此外，母乳在25℃以下放置4小时是安全的，营养成分及保护因子流失极少，在0～4℃，母乳中的免疫特性可以维持稳定。

母乳最好冷藏在冰箱的保鲜室内，保存时间不要超过24小时。若是放在冰箱冷冻室内，时间最好不要超过3个月。

现在网上有出售冷冻母乳的，由于很难保证出售母乳的妈妈的健康状况，母乳挤出和冷冻时是否严格消毒、是否正确储存等情况也很难控制，因此不建议购买。

？你知道吗

这样储存可让母乳保持新鲜

- 收集和储存母乳时用到的所有工具都必须清洗干净并消毒。可以先用清水刷洗，再用热水洗一遍，最后用清水冲洗干净。热水水温需达到82℃以上，这样才能起到消毒作用。
- 储奶袋里的母乳不要装满，乳汁冷冻后会膨胀，装得太满会撑破储存袋。储奶瓶或储奶袋中的母乳量应不超过容器容积的3/4，储奶袋在封口时要挤出里面的空气。
- 最好用90～150毫升的小瓶容器盛装，以免宝宝吃不完浪费。
- 每一份储存的乳汁都要注明当天的日期，取用时要注意日期是否超过保存期限。
- 冷藏母乳要放在冰箱内侧靠近内壁的地方，而不是放在冰箱冷藏室门内侧的储物格上。

母乳复温的正确方法

· 隔水烫热法

如果是冷藏母乳，可以把盛有母乳的容器放在温热的水（不超过50℃）里浸泡，使母乳吸收水里的热量而逐渐温热。浸泡时，要时不时地晃动容器使母乳受热均匀。冷冻的母乳在解冻时，可先放入冷藏室自然化冻，然后再隔水加热至适宜温度。

· 温奶器加热

温奶器又称暖奶器或热奶器。使用的时候可以将冷藏或冷冻的盛有母乳的容器放入温奶器后加水，以水面的高度低于温奶器端口约2厘米为宜。调节旋钮，选择需要的温度（一般应设定为40℃），数分钟后，指示灯灭，表示水温已达到要求。因为容器的阻隔，容器内的母乳温度要过1～2分钟才能达到瓶外的水温。

· 恒温调奶器

目前市场上的恒温调奶器都有全程微电脑智能控制，一键式轻松操作，精准控温，随时显示实际水温。具体操作方法：

① 将玻璃壶清洗干净，注入解冻过的母乳，母乳量不超过调奶器的最高水位，将玻璃壶底部擦干，平稳放到发热盘上。使用前拿掉防震纸垫。

② 通电源，将温控开关打开，此时电源指示灯亮，将温控开关直接调至40℃保温位置，调奶器会自动降温或加热升温。

③ 当母乳温度加热到适合宝宝饮用的温度时，降温或加热自动停止并保持恒温状态，同时壶底的感温贴片中部将显示绿色"OK"字样，表示母乳温度已适合宝宝饮用了。

- ## 注意细节，营养不流失

1. 前一天晚上将第二天需要的母乳从冷冻室移至冷藏室，大概需要 12 小时解冻。

2. 解冻好的母乳要在 24 小时内吃掉。解冻、加热过的母乳不可再次冷冻。

3. 冷藏的母乳或是冷冻母乳解冻后可隔水加热，水温不宜超过50℃。

4. 不要煮沸加热，温度过高会破坏母乳内的活性物质、抗体和维生素 C 等营养成分。

如何应对夏天高温

为了让宝宝得到最丰富的营养，妈妈需要掌握一些应对夏天高温的诀窍。

- ## 夏天高温要注意的两点

1. 奶具一定要勤消毒，乳汁挤出来后，要马上放入冰箱或背奶包中冷藏。

2. 由于冰袋等制冷用品在高温的夏季容易融化，因此妈妈下班后别在室外逗留太长时间。

妈妈经验谈

先喝冷藏的、日期近的备用奶

上班后，如果我在家休息的话，基本上都会亲喂宝宝，通常不给他喝储存的奶。如果我不在家的话，就会告诉家人，一定优先选择喝冷藏的，后喝冷冻的，先选择日期最近的，后选储存时间久的。因为，每天都会有新的储存奶放入冰箱，先让宝宝喝相对新鲜的储存奶，多余的奶以备不时之需。

- ## 没有空调怎么办

挤奶的时候妈妈会感觉更热，如果在没有空调的地方挤奶，除了挤奶体验特别不好之外，汗水还有可能滴到奶瓶里污染奶水。建议妈妈准备一个小电风扇，有助于挤奶时散热。

出现分层、沉淀的母乳还能喝吗

母乳有分层、沉淀物是正常的

一些妈妈发现，母乳放在奶瓶中一段时间之后，就会出现分层现象，奶瓶底下很清，上面飘着一层厚厚的丝絮状的东西，这样的母乳还能喂给宝宝喝吗？这是很多家长心中的疑问。母乳这种分层的现象是正常的，分开的两层，上层是乳脂，下层是乳清，妈妈不用担心。

一般来说，在喂给宝宝吃这种出现分层的母乳之前，先轻轻摇一下，让蛋白质和脂肪充分混合在一起，宝宝吃起来口感会更接近从乳头吮吸出来的母乳。别过度摇晃母乳，因为摇晃可能会使母乳中的长链脂肪酸链键断掉，从而影响母乳的营养价值。

母乳冷藏后发黄很正常，不是变质

对于背奶妈妈来说，储存母乳是每天必做的任务之一，而冷藏母乳是常用的保存方式。但是，冷藏后的母乳出现了发黄的现象，难道是变质了吗？

事实上，母乳冷藏或者冷冻一段时间后，其中的脂肪会分解，即使储存得当，也会发黄、发蓝、分层，这些都是正常现象，并不是变质。此外，出现这些情况的母乳在口感上可能会有所不同，但是营养成分并没有受到太大的影响，依然更优于配方奶，能够促进宝宝健康成长。

母乳是否变质看这三点

① 变质的母乳虽然也会有分层现象，但是会出现沉淀物，最明显的标志就是肉眼可见奶瓶底部有絮状的沉淀物。出现这种情况的母乳就不要喂宝宝了，而且装母乳的奶瓶最好彻底清洗干净并消毒，因为变质的母乳中滋生了大量的细菌，奶瓶清洗消毒不彻底，下次储存母乳时依然会被宝宝吃进嘴里。

② 变质母乳还有一个特点就是味道不一样。相信很多妈妈尝过新鲜母乳的味道，所以能尝出变质母乳的味道发生了变化。最简单的方法就是倒出几滴母乳在指腹上，然后细细品味，变质的母乳会有种酸酸的味道。

③ 还可以把母乳倒出来，观察乳汁的流动性。变质的母乳会变得更加浓稠，流动的速度较慢。

？你知道吗

妈妈上班后给宝宝喂奶容易出现"火奶"，是真的吗？

"火奶"只是民间的一种说法，没有科学依据。妈妈上班后生活更加忙碌，下班路上可能一直在赶路，身体处于运动状态，到家后应稍事休息再喂奶，而不宜马上喂奶。上班后妈妈的压力大，如果再遇上一些棘手的问题，妈妈容易上火，但是这并不影响乳汁的质量。不过，妈妈要学着调节自己的心态，释放心理压力。长期的压力状态不仅对自己的身心健康不利，对乳汁分泌也有影响。焦虑的情绪还容易影响家庭氛围，对宝宝成长不利。

母乳和辅食和谐共处

宝宝添加辅食了，那么母乳要减量或断掉吗？宝宝只吃母乳不吃辅食怎么办？妈妈不要着急，下面的内容将帮你解决宝宝吃奶和吃辅食的疑问。

辅食不能取代母乳

有的妈妈乳汁分泌量很大，即使到了第 7 个月，也够宝宝吃，能不能先不添加辅食呢？其实，这个阶段添加辅食，除了补充营养外，主要是刺激宝宝吃乳类以外食物的欲望，为宝宝出牙后吃固体食物做准备。另外，添加辅食可锻炼宝宝的吞咽能力，促进咀嚼肌的发育。不过辅食添加要适当，否则会影响宝宝的喝奶量，使宝宝的营养摄入不足，得不偿失。

此外，别把辅食当成"离乳食品"，并取代母乳。1 岁之前，母乳或配方奶仍然是宝宝最主要的食物。

添加辅食时没必要给宝宝减母乳

母乳仍然是宝宝最佳的食物来源。对于健康、足月的宝宝来说，如果妈妈从自己所吃的食物中摄取到了丰富的营养，产生的乳汁就能供应宝宝所需的几乎全部营养，即便是宝宝 6 个月仍然以母乳为主要食物，也不会影响宝宝的营养吸收和健康发育。

添加辅食初期，妈妈可以在上午的两顿奶之间给宝宝喂一次辅食，从每天一勺糊状食物开始，逐渐增量，但是不要给宝宝减母乳。7 ~ 9 月龄婴儿每天的母乳量应不低于 600mL，每天应保证母乳喂养不少于 4 次，辅食喂养次数从每天 1 次，逐渐过渡到每天 2 次。

 马医生贴心话

灵活掌握辅食供需

辅食添加不要照搬书本，宝宝的实际需求和接受情况比其他人传授的经验更加重要，要根据自己宝宝的具体情况灵活掌握，及时调整辅食的数量和品种。

避免辅食和母乳"打架"

可爱的宝宝们可是千差万别的，尤其是添加了辅食的宝宝们，有的不爱吃辅食，有的太爱吃反而不愿意吃母乳，这可愁坏了妈妈们——怎么添加个辅食就这么多事儿啊？

· 如果宝宝不喜欢吃辅食

宝宝刚开始接触新东西，有点抗拒是正常的，妈妈不要心急。喂辅食不像喂奶，宝宝吸吮乳头是天生就会的，而小勺、小碗这些东西，则是需要宝宝慢慢接受的。有的宝宝可能不喜欢辅食的味道，妈妈可以在每次喂母乳之前先让他舔几下要添加的辅食，让宝宝感受一下味道。

另外，喂辅食的时间也很有讲究，最好比正常喂奶的时间早 1 小时，这样宝宝刚好有点饿了。不要等他饿极了才喂，那时他肯定是吃不进任何辅食的。

· 如果宝宝不愿意吃母乳

有些宝宝自从添加辅食，从此就爱上了辅食，对母乳慢慢失去了兴趣。这可能跟辅食的味道比较重有关系，比如说过甜或过咸。实际上，1 岁之前宝宝的辅食根本不需要额外加糖、盐等调味料，因为食物本身的盐分和糖分完全能满足宝宝的身体需要，即便额外增加很少的量，也会增加肾脏负担，对健康不利。

最重要的是，一旦宝宝养成了爱吃甜或爱吃咸的饮食习惯，以后很难改变，不利于良好饮食习惯的养成。

 马医生贴心话

要鼓励宝宝自己吃

宝宝用自己的眼睛确认食物，用手抓住食物后放入嘴里，这是一系列的协调运动，同时也是为宝宝今后自己使用餐具打基础，所以可以制作一些可用手抓着吃的食物给宝宝。宝宝可能会弄脏手或脸，不要在意这些，做好卫生工作就好。

如何给过敏宝宝加辅食

过敏主要是因为宝宝胃肠道发育不完善，对某些食物不能正常吸收、消化，从而引起免疫应激和变态反应。通常引起过敏的食物主要是富含异体蛋白质的食物。对于过敏宝宝，在吃的问题上要特别注意。最好的办法是，一直坚持母乳喂养到 1 岁，宝宝满 6 个月添加辅食时，每次只添加一种，过几天没有出现过敏反应再添加另一种食物。如果出现过敏反应，之后要完全避免接触引起过敏的食物。

• 容易引起过敏的食物

类别	名称
蛋白质类	鱼、虾、贝、蛋、豆制品、牛奶、花生等
淀粉类	面粉、种子类食物等
蔬菜类	番茄、蘑菇等
水果类	菠萝、桃、柿子、芒果等

? 你知道吗 ··

辅食添加的四部曲

- 水果：从制作稀烂的水果泥到用勺刮的水果泥；从切块的水果块到整个水果让宝宝自己拿着吃。
- 蔬菜：从稀烂的菜泥到碎菜，再到小菜块，最后到大菜块。
- 谷类：从米糊开始，接下来是稀粥、稠粥、软饭，最后到正常米饭。面食添加有面条、面片、疙瘩汤、饼干、面包、馒头、饼。
- 肉蛋类：从鸡蛋黄开始，到整个鸡蛋；从肉泥到肉碎，最后过渡到肉块。

第6节

宝宝晚上一哭闹就要喂奶吗

宝宝晚上一哭闹就要喂奶吗？妈妈们有时候也会为此烦恼，因此需要了解一些宝宝哭闹的具体情况，这样才能更好地帮助宝宝。

深睡、浅睡的转换期

3个月内的小宝宝睡眠周期较短，深睡眠和浅睡眠经常转换。在转换过程中可能会出现哭闹，就像我们大人，夜里也会伸懒腰、晃动身体。尤其是3个月内的小宝宝，20 ~ 45分钟深、浅睡眠就转换一次。随着月龄的增大，宝宝这方面的情况会越来越好，睡的时间也越来越长。

真的饿了

母乳喂养的早期鼓励无限制地哺乳，而且妈妈可能也会发现，当宝宝哭闹的时候，喂奶是最有效的使他安静的方法。尤其夜里宝宝哭闹，含到乳头后就大口大口地吃，而且脸上会有一丝满足感，这就说明宝宝饿了。如果宝宝喝奶后能安稳入睡，那么这就是很好的解决方法。

热了、尿了或者不舒服了

如果喝奶后，宝宝还是不能安静，那么妈妈就不要再执着于一听到宝宝哭闹就用母乳来哄的办法，而是应该仔细观察，寻找其他原因。有时，宝宝感觉太热了、不舒服了、尿了等，都会有哭闹的表现。因此，妈妈要多留心，学会根据经验判断出宝宝哭闹的真正原因。

比如穿得过多、捂得太厚，室内温度偏高，宝宝睡觉时后背出汗，也会造成睡眠质量不高、容易哭闹惊醒等现象。这个时候要用妈妈温热的手摸一摸宝宝的后背，如果确实是出汗了，就要适当减少衣物。也要注意检查纸尿裤，及时更换。

妈妈还要注意的是宝宝腋下、脖子、屁屁、大腿褶皱处是不是红了、淹了，如果皮肤发红，要及时用温水清洗，擦干，涂上爽身粉。

想要妈妈的陪伴

宝宝在妈妈腹中很有安全感，出生后因受到外界环境的各种刺激，加上小宝宝脑神经发育还不够完善，所以需要有一个逐步适应的过程。在适应的过程中，某些成人不会在乎的细微声音，比如窗外的呼呼风声、楼下猫咪的叫声、地板的轻微震动……这些在宝宝的感知世界里都会被放大，并对他们造成影响。

不少妈妈一看到宝宝哭闹、不停翻身，就以为宝宝是饿了、热了、尿湿了等，可是排除这些情况，一离开他又会哭闹。此时可以判断，很可能宝宝只是需要妈妈的陪伴而已，妈妈可以在旁边陪着宝宝，直到宝宝睡着。

肠胀气

妈妈如果采取以上措施后宝宝还在哭闹，同时伴有用力打挺，小胳膊小腿乱蹬，有时小脸憋得通红或是半夜毫无征兆忽然高声啼哭等情况时，要考虑是不是肠胀气。

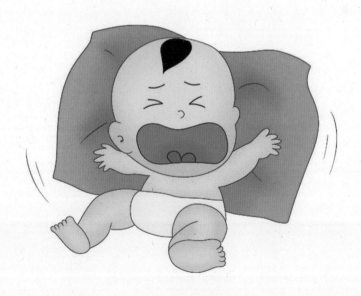

妈妈不缺觉的夜奶妙招

吃夜奶是宝宝的正常需求

母乳容易消化，3 个月以内的宝宝半夜醒来吃奶是很正常的现象，对母婴双方都有益，对妈妈来说，能增加产奶量；对宝宝来说，能建立良好的依恋关系和安全感。

3 个月以后的宝宝，晚上也需要吃夜奶。但很多时候并不是因为饿了，他可能只是觉得边吃奶边睡觉很舒服。如果白天妈妈和宝宝接触的机会少，宝宝的情感需求没有得到满足，那么晚上吃夜奶对宝宝来说就是一种补偿。

不同的宝宝吃奶的情况是不同的。和人工喂养的按时哺乳不同，母乳喂养的原则是按需喂养。所以，母乳喂养不能规定宝宝几小时吃一次奶，一晚上要吃几次奶。对于宝宝的正常需求，妈妈要尽量满足。

 马医生贴心话

晚上吃七八次奶，怎么办

妈妈要知道宝宝为什么要吃七八次奶。宝宝晚上醒了并不一定是饿了要吃奶，还可能是对妈妈情感的需求。较小的宝宝睡眠不沉，容易醒，醒来就找寻乳头，可能是对夜奶有依赖性。妈妈需要让他知道不是只有乳房才能让他入睡，可以轻拍、唱歌或将他抱在怀里安抚；必要的时候，坚持不给他乳头，坚持几天，让他醒来的时候不再期望吃奶。不同状况下需要妈妈根据宝宝的实际情况来判断处理，不能简单粗暴地采用喂奶或不喂奶的方式。

掌握这些，妈妈宝宝都可以休息好

不同阶段的宝宝会有不一样的睡眠习惯。

妈妈总是羡慕别人家的宝宝能睡整夜觉，总感觉自己的宝宝不如别人。其实，这是没有可比性的。不同的宝宝有着不同的个性，也有不同的睡眠习惯。同一个宝宝处于不同阶段也会有不一样的睡眠习惯。

新生儿 ▶ 新生儿对于妈妈的需要是不分白天和黑夜的，所以这个阶段的宝宝，夜里只要有吃奶的需求，妈妈就应当满足他。

出牙期的宝宝 ▶ 大部分宝宝在 4 ~ 10 个月大时会萌出第一颗乳牙。出牙的不适在夜间更加明显，宝宝频繁醒来很可能是因为疼痛或不适。这时候妈妈就要给宝宝按摩牙床而不是喂奶了。

添加辅食的宝宝 ▶ 满 6 个月，宝宝就应该添加辅食了，但是母乳仍然是宝宝的营养来源。加之这个阶段很多妈妈重返职场，与宝宝接触的时间大大减少，宝宝更容易出现日夜颠倒的作息。这是因为宝宝故意把清醒的时间留到晚上和妈妈亲近。你可能会觉得烦，但是，宝宝的一切行为都是有原因的，他并不是真的想和你作对，只是想告诉你："妈妈，我要更多时间和你待在一起。"所以，尽量和宝宝享受亲密无间的夜晚吧!

学步的宝宝 ▶ 这时候，宝宝白天活动时间会大大增多，很多时候就会忘记吃奶。白天吃得不够，晚上就会频繁要求吃奶。这种情况，妈妈可以采取白天按时哺喂的方法，避免宝宝"吃夜宵"。

更大点的宝宝 ▶ 如果 2 岁左右的宝宝还在吃夜奶，那他对母乳的需求就不是因为饿了，更多的是情感和心理上的需求，这时候妈妈要果断给他断奶，不能让他再依赖乳房。

吃夜奶会让宝宝发生龋齿？

简单来说，龋齿是口腔中细菌分解牙齿表面的钙质引起的，通常饮食中的糖分较易促进细菌分解钙质。研究表明，母乳不会引起龋齿。因为宝宝在吃奶时，必须含住大部分乳晕，并且大力吸吮才会有乳汁进入口腔后部，因此留在牙齿间的母乳是极少的。需要注意的是，宝宝如果含着乳头睡觉，乳汁中的糖分会腐蚀牙齿，增加发生龋齿的风险。同时，宝宝含乳头睡觉还会增加窒息风险。但配方奶喂养的宝宝则不同，宝宝用奶瓶喝奶，奶嘴含得较浅，留在牙齿间的乳汁就比较多，而且配方奶含糖量较高，容易导致龋齿。因此，从宝宝长第一颗牙齿开始，妈妈就应用手指蘸水给宝宝刷牙。

· 宝宝的睡眠特点

1 充足的睡眠对宝宝成长非常重要，宝宝越小，需要的睡眠时间越多。新生儿没有白天晚上之分，一天可以睡 16 ~ 20 小时；之后睡眠时间会逐渐缩短，1 岁以后，每天睡 13 ~ 14 小时，晚上睡眠时间为 11 小时。

2 在刚开始的几个月，宝宝夜间可能会频繁醒来，需要喂 2 ~ 3 次夜奶，这是正常现象。

3 在宝宝 4 个月左右，他会慢慢形成昼夜规律，这时宝宝晚上通常可以一次睡足 4 ~ 5 小时，甚至更长时间，请不要叫醒他给他喂奶。

· 掌握宝宝的睡眠规律

宝宝刚从妈妈的肚子里出来时，还没学会分辨白天和黑夜，所以他的睡眠并不规律，很难预料什么时候会睡。

新生宝宝的胃容量很小，吃母乳后通常只能坚持 2 ~ 3 小时，所以在出生后的前 1 ~ 2 个月，必然会晚上经常醒来吃奶。让人欣慰的是，4 ~ 6 个月后，只要爸爸妈妈能正确引导，大多数宝宝会形成睡眠规律。

• 仰卧着睡

让宝宝脸朝上，仰卧着睡觉，能减少婴儿猝死综合征的发生风险，是比较安全的睡姿。另外，宝宝的床上不要有以下物品：大枕头、毛绒玩具、松软的棉被等，因为这些可能捂住宝宝口鼻，阻碍呼吸。对婴儿来说，铺着床单的硬质床垫、婴儿睡袋是更安全的选择。

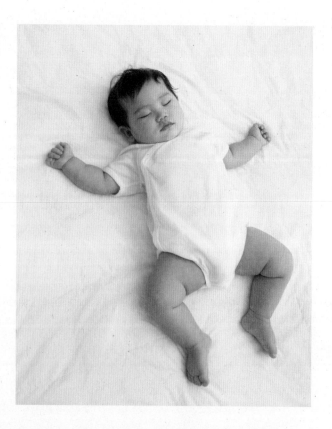

• 不宜摇晃哄睡

一些宝宝哭闹不停，妈妈就会抱着宝宝摇晃让其入睡。其实，这种做法是不对的，因为过分摇晃会让宝宝大脑受到一定的震动，影响脑部的发育，严重的还会使尚未发育完善的大脑与较硬的颅骨相撞，造成颅内出血。所以不宜摇晃哄睡，特别是 10 个月以内的宝宝。

• 不要让宝宝含着乳头睡觉

宝宝正处于快速生长期，很容易出现饿的情况，所以夜间可能会吃奶。但需注意不能让宝宝含着乳头睡觉，否则既会影响宝宝睡眠，难以让宝宝养成良好的吃奶习惯，还容易造成窒息。此外，也容易导致妈妈乳头皲裂。

试着戒夜奶

·戒夜奶需要循序渐进

随着宝宝茁壮成长，其胃肠功能发育逐渐健全，胃容量逐渐增大，吃奶量逐渐增加，吃奶有了规律性；宝宝脑神经系统逐渐发育健全，慢慢形成规律性睡眠，一般在宝宝4个月以后就可以选择间接性戒夜奶，有的宝宝即使不戒夜奶，吃夜奶的次数也会减少。尤其是在宝宝6个月左右，随着辅食的添加及喂奶的规律性，宝宝吃夜奶的次数就会相对减少。

·为什么要断夜奶

1 如果频繁喂夜奶，很可能导致宝宝睡眠不足，影响大脑和神经系统发育，并影响宝宝的精神状态、食欲、情绪等。

2 频繁喂夜奶会影响妈妈的睡眠，如果第二天还要上班，通常会感到疲惫不堪。如果是哺乳妈妈，睡眠不足还可能影响母乳产量，进一步加重妈妈的焦虑情绪。

3 对于婴幼儿来说，母乳或配方奶是其重要的营养来源，但频繁喂夜奶可能导致龋齿的发生。尤其是用奶瓶喂配方奶，可能造成"奶瓶龋"的发生。

3 断掉夜奶是为了更好地母乳喂养。如果妈妈晚上能够休息好，亲子关系能更融洽，也就更容易延长母乳喂养的时间。

怎样才能更好地调适喂夜奶的心态

对于喂夜奶，妈妈首先要放松心情，一旦把这件事情看得太重，反而会更焦虑。其次就是接受它，因为这是宝宝正常的需要，不要抗拒喂夜奶，不要跟宝宝站在对立面上，吃夜奶对宝宝来讲是非常正常的事，妈妈要积极应对。再次是寻找对策，要更了解宝宝到底有什么需要，妈妈到底能用什么方法来更轻松地喂夜奶。最后是请家人给予支持，哺乳的妈妈已经很辛苦了，如果家人不支持她，还给她施加压力，这对妈妈而言是难以接受的。

夜里涨奶怎么办

宝宝能睡整夜觉，妈妈不用喂夜奶，会轻松一些。但是一些妈妈的奶水非常充足，整夜不喂奶的话会涨奶。这时候妈妈要起床把奶水挤出来，或者用吸奶器吸出来，别任由它胀满胀硬。将乳汁挤出来既有利于乳腺管保持通畅，还能促进乳房产生更多的乳汁，当宝宝处于"猛长期"时，妈妈也不用担心乳汁不够了。

妈妈每次哺乳后将乳房排空，就可以保持乳腺管始终畅通。乳汁排空后，乳房内张力降低，血液供应不受影响，才更有利于泌乳。

想让宝宝睡整觉，建立晚间睡前程序是关键

在宝宝 4 个多月的时候，我们就开始帮他建立晚间睡前程序。那个时候宝宝是每晚八点半到九点入睡，所以我们从七点半就开始了他的睡前程序。宝宝的睡前程序包括：七点半左右把他抱上楼，脱光，洗澡，抹油（护臀膏），当他从浴室出来后，全家的灯已经都熄灭了，卧室里只有一盏非常暗的小灯。我们会把他放到床上，换好睡衣，开始给他边做全身按摩边轻轻给他唱歌。

按摩完毕之后，开始喂奶，拍嗝，喂奶和拍嗝加起来大概要花半小时，通常这个时候宝宝就已经昏昏欲睡了。然后把他包裹起来，继续抱一会儿，等他睡熟之后，就把他放到自己的小床上。

吃夜奶要避免的误区

夜间哺乳，让妈妈疲惫不堪，也让妈妈很担心：吃夜奶会不会养成坏习惯？吃夜奶会不会影响宝宝长个儿？其实，对于夜奶的认识，很多妈妈走进了误区。

误区 1 ▶▶

吃夜奶是一种坏习惯

正解：每个宝宝都有吃夜奶的习惯，这不是坏事，而是正常的需求。随着年龄的增长，宝宝吃夜奶的次数会慢慢减少，直到完全不吃。

误区 2 ▶▶

睡前吃米糊就能让宝宝安睡一整夜

正解：吃米糊跟让宝宝睡整夜觉没有必然的联系。而且，睡前吃米糊会增加宝宝的胃肠道负担。

误区 3 ▶▶

吃母乳的宝宝夜奶次数多，麻烦

正解：因为母乳比配方奶容易消化，所以宝宝饿得比较快。但我们并不能因为这样就给宝宝喂配方奶。

误区 4 ▶▶

吃夜奶会影响宝宝长个儿

正解：吃夜奶对宝宝长个儿没什么影响。是否能长高个儿跟遗传、营养摄入及体能锻炼有关，为了能使宝宝长高，妈妈应注意营养均衡。宝宝开始吃辅食后，注意合理给他添加辅食。

误区 5 ▶▶

一晚上吃七八次奶，宝宝不正常吧

正解：宝宝有个体差异，一晚吃几次奶都不确定，有的一晚吃2次，有的会吃6次甚至更多。宝宝是否正常，要通过其发育情况、精神状态、大小便次数来判断。

第8节

辅食喂养指南

喂养指南 1 ▶▶

每次只引入1种新食物，适应3天左右再添加新种类

宝宝的辅食从富含铁的婴儿米粉等泥糊状食物开始，逐渐引入其他不同种类的食物。但是要注意，每次只添加1种新食物，需要让宝宝适应3天左右，其间密切观察宝宝是否出现呕吐、腹泻、皮疹等不良反应，确认宝宝适应后再添加新食物。

喂养指南 2 ▶▶

食物多样化，均衡营养

理想的辅食应该多样化，并且不影响母乳或配方奶的供应。中国营养学会妇幼分会建议我国7～12月龄的宝宝每天摄取500～700毫升奶、15～50克蛋、25～75克肉（包括畜、禽、鱼虾等），再配以谷物、蔬菜、水果等，要全面而均衡地摄取营养。

喂养指南 3 ▶▶

向末状食物过渡

辅食添加是锻炼宝宝咀嚼和吞咽能力的过程，所以宝宝不能一直只吃泥糊状食物，8月龄阶段大多数宝宝还处于蠕嚼期，而有些宝宝已经长牙了，因此可以尝试逐步过渡到末状食物。

此时，蔬菜、水果不再需要用料理机打成泥，剁碎或者用研磨碗研碎就行。同时，家长也需要做好示范，可以用夸张的表情和动作诱导宝宝模仿进食。

喂养指南 4 ▶▶

适当补充热量，主食多变化

大部分宝宝在7～9月龄已经开始学爬行，活动量增多，热量也消耗得更多，辅食中需要添加更丰富的碳水化合物、脂肪和蛋白质类食物，为宝宝补充热量。这个时期主食要多多变化，丰富宝宝对食物的体验，比如一餐吃米糊，下一餐就吃面条。

开始尝试添加蛋黄

蛋黄富含的营养，有利于宝宝体格和智力的发育，7 ~ 9月龄可以尝试给宝宝添加蛋黄了。因为蛋白更容易使宝宝过敏，所以建议蛋黄和蛋白分开添加，如果蛋黄适应良好就可尝试蛋白。

食物可以粗糙点

这个时期，虽然有的宝宝已经长了好几颗牙，但主要仍是以牙龈咀嚼，不管长没长牙，让宝宝尝试质地不那么硬的食物都有助于锻炼他的咀嚼能力。因此，7 ~ 9月龄宝宝的辅食添加要逐渐过渡到小颗粒状。但是要注意，食物虽然可以粗糙一点，但还要是软的，质地较硬的食物需要等宝宝大部分牙齿长出来后才适合添加。

手抓食物吃得香

7 ~ 9月龄可以开始锻炼宝宝用手抓取食物吃了。水果可以削掉果皮，切成小片让宝宝拿着自己啃；蔬菜可以切成小块煮熟，给宝宝拿着吃。宝宝自己抓食物吃能帮助锻炼小手的灵活性，为以后自己独立吃饭做准备。

适当增加粗纤维食物

芹菜、空心菜、韭菜等绿色蔬菜和藕、萝卜、笋等根茎类蔬菜，都富含较多的膳食纤维。建议此阶段逐一添加，在锻炼宝宝咀嚼能力的同时也锻炼其肠胃功能。

培养宝宝细嚼慢咽的好习惯

细嚼慢咽有助于食物的消化和营养的吸收利用，也有利于预防口腔问题和胃肠疾病的发生，因此从开始吃辅食就要有意识地培养宝宝细嚼慢咽的好习惯，这会让宝宝受益一生。家长要以身作则，放慢吃饭速度，每口食物多咀嚼几次，让宝宝学着家长来做。

第9节

辅食常见问题及应对

宝宝厌奶、便秘、腹泻怎么办

当宝宝喝奶量减少时，许多妈妈会认为这是进入了厌奶期，事实上，妈妈可以先检查下是不是辅食喂多了，宝宝没有饥饿感会影响喝奶的欲望。其次，检查一下宝宝在喝奶过程中是否不舒服，比如外在环境温湿度不适当，环境过于吵闹，尿布不清洁，拍嗝动作不正确等，以及宝宝出现腹胀、腹泻，都可能会导致宝宝不爱喝奶，如果宝宝厌奶严重，建议咨询医生。

对出现便秘的宝宝，可在辅食中增加富含膳食纤维的蔬菜和薯类，有利于排便。还可以通过给宝宝做抚触、捏脊、推拿来缓解便秘。

如果宝宝出现了腹泻，不要盲目禁食，而要根据症状具体应对。如果是伴有呕吐的腹泻，越吃越吐，此时应短时禁食（包括奶），让肠胃休息一下。若单纯腹泻，或呕吐很轻微，尝试进食后未出现再次呕吐，则不应该禁食，可让宝宝吃一些易消化的食物，并注意补液。

宝宝用牙床咀嚼食物会影响长牙吗

辅食添加和宝宝出牙是相辅相成的，5～6月龄宝宝的颌骨与牙龈已经发育到一定程度，可以吃些稀糊状食物。在乳牙萌出后咀嚼能力将进一步增强。此阶段增加食物的粗糙度，让宝宝多咀嚼，可以促进牙齿萌出，使牙齿更坚固、排列更整齐，有利于牙齿与颌骨的正常发育。

怎么让宝宝多吃点

宝宝的胃容量是有差异的，只要宝宝生长发育正常，就不用非要宝宝多吃点。家长应关注的是怎样让宝宝辅食更丰富、可口，让宝宝健康顺利地由辅食过渡到家庭正常饮食。宝宝的食量可以让他自己决定，不要强迫宝宝多吃。宝宝吃饱后还强迫他吃，不仅容易造成宝宝对食物的反感，还可能引发积食。

宝宝积食怎么办

积食其实就是吃多了，可能出现发热、上吐下泻、不想吃饭、精神萎靡等，这时候可考虑停两顿辅食，用米汤调理肠胃，还可以通过推拿、捏脊等方法来辅助缓解症状。

宝宝为什么总把食物吐出来

随着宝宝接触的食物种类越来越多，他就逐渐有了自己的"喜好"，不喜欢吃的就吐出来是很正常的反应。下面这些情况下宝宝可能会吐食物。

- 偏酸或带点苦涩：这些食物可与甜味食物搭配，中和宝宝不喜欢的味道。
- 质地过于粗糙：可做得细软一些。
- 面条过长：将面条切短、切小。

宝宝喜欢吃虾，可以总吃吗

已经吃过鱼肉、蛋黄的宝宝，辅食中可以加入虾，但是仍然需要观察宝宝吃虾后是否有过敏反应。一般100克虾（约3只）中蛋白质的含量就超过一个完整鸡蛋的蛋白质含量了，参照婴儿膳食宝塔建议：7～12月龄的宝宝每天摄入500～700毫升奶、15～50克蛋、25～75克肉，就基本可以满足宝宝一天对蛋白质的需求。因此，如果宝宝当天已经吃过一个蛋黄，再吃一只虾就可以了。而且，不宜每天都在辅食中添加虾，一周2～3次即可。

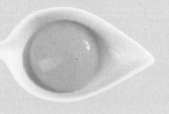
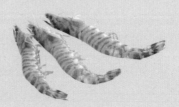

？ 宝宝喜欢边吃边玩，怎么办

从宝宝第一次吃辅食开始，就要建立良好的饮食习惯，要让宝宝有进餐的仪式感。进餐时最好让宝宝坐在固定的餐椅上，给宝宝戴上围嘴或穿上罩衣，把专用餐具摆上餐桌后再把辅食端上来。让宝宝熟悉这一整套程序，使其尽快投入到吃饭这件事上来。如果宝宝已经习惯边吃边玩，家长要及时纠正，不能心软。

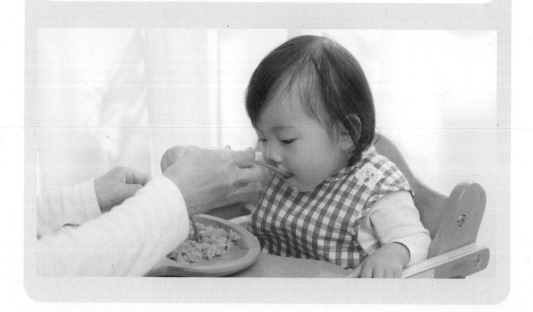

♡ 马医生贴心话

如何发现宝宝辅食过敏

辅食过敏主要影响宝宝的三大系统：皮肤、消化和呼吸系统，其中皮肤过敏最常见。对于婴幼儿来说，过敏的常见表现主要分为两类，一类是急性皮肤过敏，表现为皮肤瘙痒、红斑、局部或全身出现风团（急性荨麻疹），嘴唇、脸部和眼周出现急性血管神经性水肿。另一类是慢性皮肤过敏，除了瘙痒、红斑等表现外，还有过敏性皮炎（湿疹）。

宝宝辅食推荐

宝宝每日膳食安排

上午	07:00	母乳和 / 或配方奶
	10:00	母乳和 / 或配方奶
	12:00	辅食，如婴儿米粉、蛋黄粥、肉泥、菜泥等
下午	15:00	母乳和 / 或配方奶
	18:00	辅食，如颗粒面条、蔬菜粥、菜泥等
晚上	21:00	母乳和 / 或配方奶

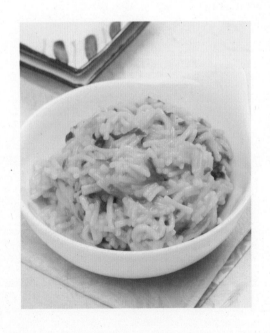

蔬菜面

材料 胡萝卜面条 20 克，菠菜 30 克。

做法

1 将胡萝卜面条煮熟，再将其剁碎。

2 将菠菜洗净，放入沸水中焯熟，剁成泥，倒入面条中拌匀即可。

注：建议给宝宝吃婴儿辅食营养面条，营养更全面，而且不加盐。

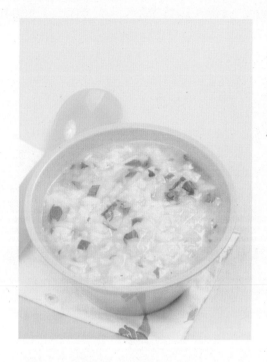

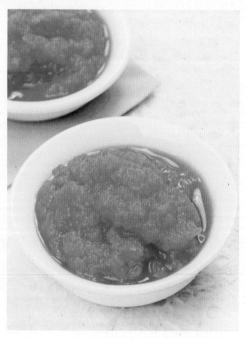

油菜土豆粥

材料　大米20克，土豆、油菜各10克。

做法

1 大米洗净，浸泡半小时。

2 土豆去皮，洗净，切碎。

3 油菜洗净，用开水焯烫一下，去茎，捣碎菜叶部分。

4 将大米和适量水倒入锅中，大火煮开，转小火煮熟，再放入土豆碎、油菜叶末煮熟即可。

胡萝卜泥

材料　胡萝卜50克。

做法

1 胡萝卜洗净后去皮，再放入榨汁机中搅拌成泥状。

2 将胡萝卜泥加少许水煮开即可。

营养功效 ————————

胡萝卜中富含类胡萝卜素，有助于宝宝的视力发育。

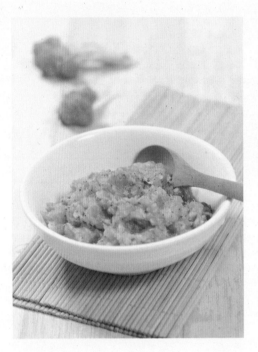

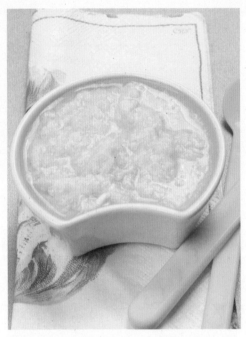

蔬菜泥

材料 西蓝花10克，胡萝卜、土豆各 20克。

做法

1 西蓝花洗净，用开水烫后捞出，沥 干，取花朵部分切碎。

2 胡萝卜去皮，切小块；土豆洗净，去 皮，切小块。

3 锅内加适量水，放西蓝花碎、胡萝卜 块和土豆块，煮烂，用勺子将蔬菜羹 碾碎拌匀即可。

营养功效 ————

西蓝花有保护心脏的功效，胡萝卜可以预 防夜盲症，土豆可保护宝宝的脾胃健康。

鸡蛋玉米羹

材料 玉米粒80克，鸡蛋1个。

做法

1 将玉米粒洗净，用搅拌机打成玉米 泥；鸡蛋取蛋黄打散成蛋液。

2 将玉米泥放沸水锅中不停搅拌，再次 煮沸后，淋入蛋黄液煮沸即可。

营养功效 ————

鸡蛋是优质蛋白质的来源，蛋黄中脂肪、 维生素和矿物质含量丰富，适合宝宝食 用。另外，宝宝常吃些玉米，能起到保 护眼睛的作用。

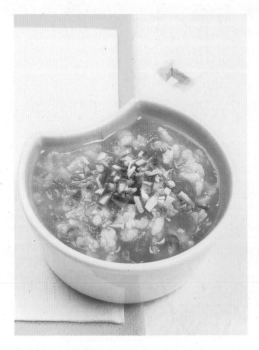

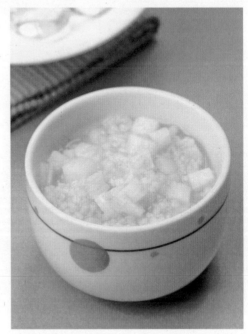

南瓜蔬菜粥

材料 大米、南瓜各 20 克，土豆、胡萝卜、栗子各 5 克。

做法

1 大米洗净；南瓜洗净，去皮、去瓤和籽，切块，煮熟，捣碎；土豆、胡萝卜分别洗净，去皮，煮熟，捣碎；栗子蒸熟，去壳、去皮，捣碎。

2 将大米和适量水倒入锅中，大火煮开转小火熬煮一段时间，放入南瓜碎、土豆碎和胡萝卜碎，大火煮开，再倒入栗子碎，调小火稍煮即可。

小米山药粥

材料 山药 50 克，小米、大米各 20 克。

做法

1 山药去皮，洗净，切小丁；小米和大米分别洗净。

2 锅置火上，倒入适量清水烧开，下入小米和大米，大火烧开后转小火煮至米粒八成熟，放入山药丁煮至粥熟即可。

营养功效 ————

小米有健脾养胃的作用，山药淀粉酶能促进胃液分泌，增强肠胃蠕动，加快食物的消化。

宝宝不爱吃辅食怎么办

很多宝宝不爱吃辅食，这让妈妈很着急，怎么办呢？妈妈不妨尝试下面的方法。

1 ▶▶ **给宝宝做咀嚼示范**

有的宝宝是因为不习惯咀嚼而用舌头将食物往外推。这个时候，妈妈应该给宝宝做示范，教宝宝如何咀嚼和吞咽食物。

2 ▶▶ **不要喂得太多或太快**

妈妈应该按照宝宝的食量来喂食，宝宝不想吃了就不要硬塞。喂食时，速度不要太快。

3 ▶▶ **辅食多样化**

宝宝的辅食要富于变化，这能刺激宝宝的食欲。可以在宝宝原本喜欢吃的食物中添加新的食材。分量由少到多，烹调方式和食物造型上也应该多换换花样，这样宝宝更易接受。

4 ▶▶ **尊重宝宝的自主意识**

当宝宝有自主进食意愿时，爸爸妈妈应多鼓励，让宝宝自己吃饭，不管是用手还是用勺，让宝宝有成就感，增加宝宝的食欲。妈妈还可以给宝宝做易于手拿的食物。

5 ▶▶ **为宝宝准备一套餐具**

单独给宝宝准备一套餐具，最好有可爱的图案和鲜艳的色泽，这样能增加宝宝的食欲。

6 ▶▶ **不要强迫宝宝进食**

若宝宝到了吃饭时间仍不觉得饿，不要硬让宝宝吃。经常逼迫宝宝进食，反而容易使宝宝产生排斥心理。

7 ▶▶ **不要在宝宝面前品评食物**

宝宝模仿能力很强，爸爸妈妈不要在宝宝面前挑食及品评食物的好坏，以免造成宝宝偏食、挑食。

8 ▶▶ **学会食物代换**

如果宝宝讨厌吃某种食物，也许只是暂时不喜欢，可以先停止喂食，等过段时间再试。在这段时间内，可以给宝宝喂食营养成分相似的其他食物。

第5章

产后 10 ～ 12 个月
智慧应对断奶，
培养宝宝良好饮食习惯

宝宝什么时候断奶合适

　　断奶，是指在逐月添加辅食的基础上，从母乳喂养一点点过渡到完全用母乳以外的食品喂养。其实，断奶包含两层意思，即为宝宝添加辅助食品和断母乳。世界卫生组织认为，无论是吃母乳还是配方奶的宝宝，除了正常摄取乳汁外，还应该按月龄逐渐增加各种辅食，满足日渐长大的宝宝对营养的需求，同时也为日后断奶做准备。

什么时候断奶最合适

　　宝宝在出生 6 个月内，母乳是最佳的食物来源。但是，随着宝宝的生长发育，4 ~ 6 个月以后，母乳中的营养已经不能完全满足宝宝的生长需要了，此时就必须适当添加辅食。刚开始添加辅食应少量多次，每次喂 2 ~ 3 勺即可，目的是训练宝宝口腔肌肉和舌头的运动能力，培养宝宝对食物的兴趣。

　　添加辅食对 4 ~ 6 个月的宝宝来说确实是个不小的变化。刚开始，有的宝宝会拒绝吃辅食，这是可以理解的，这时妈妈千万不要着急，要让宝宝逐步适应。妈妈应该知道，初加辅食的目的不是增加营养，而是让宝宝习惯吃母乳以外的食物，适应不同口感的食物。此阶段，辅食提供的热量仅占全部食物热量的10% 左右。

　　7 ~ 9 个月的宝宝大多数已经长出牙齿。在粥和烂面条的基础上，可以添加碎菜、肝泥等食物，为宝宝养成咀嚼吞咽的习惯，此阶段辅食提供的热量应占全部食物热量的 1/3 ~ 1/2。

　　1 岁左右宝宝的消化功能进一步完善，辅食提供的热量已经达到全部食物热量的50% 以上，这时已经具备了给宝宝断母乳的条件。因此，建议妈妈可以在 1 ~ 2 岁给宝宝断奶。断奶指的是断母乳，其他奶制品和配方奶仍应根据具体情况满足宝宝的实际需求。

宝宝的 3 个断奶关键期

世界卫生组织建议宝宝在前 6 个月最好是纯母乳喂养，满 6 个月后应该添加辅食，母乳喂养应持续到 2 岁及以上。

如果因为某些原因不得不断奶，妈妈要提前做准备。因为断奶期不管是对妈妈还是对宝宝来说，都是一个非常重要的时期，也是个艰难痛苦的过程。一是食物的种类、进食的方式从此要有所改变；二是宝宝和妈妈通过哺乳进行心理沟通的方式要结束。既有生理上的过渡，也需要心理上的适应。不同年龄段宝宝的身体发育情况以及心理特点有所不同，所以不同年龄段宝宝断奶都有各自需要注意的关键点，妈妈可以参照专家的建议，并根据自家宝宝的情况摸索出适合自己的断奶节奏。

1 **断奶期时长：** 1 周至 1 个月，根据宝宝的具体情况，可适当延长断奶的时间。

2 **断奶态度：** 多点耐心，温柔陪伴，多多鼓励。用实际行动让宝宝知道，断奶不代表妈妈要离开宝宝或不爱宝宝。

3 **断奶总原则：** 提前计划，循序渐进，自然过渡，因人而异。

0 ~ 6 个月

6 个月以内的宝宝，无论是从营养需求还是心理需求来说，我们都不建议在这个年龄段断奶。这个阶段的宝宝完全以奶类食物为营养摄入来源，如果因宝宝或妈妈身体原因而不得不断奶，一定要用最接近母乳的配方奶来及时保障宝宝的营养需求。这个阶段的宝宝处于快速生长期，如果计划断奶，妈妈的首要任务是帮助宝宝尽快接受配方奶和奶瓶，直到顺利过渡到全配方奶喂养（即人工喂养）。

这个阶段也是宝宝建立安全感的最初阶段。此时，妈妈的温暖怀抱和细心呵护是宝宝最好的安全感来源。所以，妈妈应该多多照顾他们的特殊心理需求。即使不能给宝宝提供母乳，妈妈此时也一定要尽可能地多和宝宝说话、和宝宝进行肢体接触、逗宝宝玩等。

喂养指导 1 ▶▶ 断奶不是一蹴而就的事情，最好循序渐进地让宝宝接受配方奶。比如从计划断奶开始，先让宝宝熟悉奶瓶，减少亲喂次数，改用奶瓶来喂母乳以锻炼宝宝吸吮奶嘴的能力。等宝宝接受奶瓶后，每天喂一些配方奶，可以在吸出来的母乳中掺些调配好的配方奶喂给宝宝喝，然后逐渐增加配方奶的比例，慢慢地让宝宝习惯配方奶的味道。

喂养指导 2 ▶▶ 6个月以内的宝宝接触最频繁的人就是妈妈，因为哺乳，宝宝对妈妈身上的气味会更熟悉，并贪恋妈妈身上的"奶味"，这种宝宝熟悉和令他安心的奶味会加大他接受配方奶的难度。因此，其他家庭成员应代替妈妈照顾宝宝，让他逐渐摆脱对妈妈身上奶味的依恋。

· 7 ~ 12个月

宝宝第7个月，已经开始逐渐添加辅食了。这个年龄段是宝宝对辅食的适应阶段，辅食慢慢地由泥糊状食物过渡到固体食物。到了12月龄，随着宝宝肠胃功能的不断发育，辅食的种类和数量也要逐渐增加。断奶后，除了以配方奶来代替母乳，还可以逐渐引入多样化、口感更丰富的辅食来满足宝宝的营养需求。

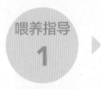

喂养指导 1 ▶▶ 这个阶段断奶除了要考虑宝宝对配方奶的接受度，还要考虑宝宝对于固体类辅食的需求。尽量将这两种过渡错开一段时间，避免宝宝同时处于两种煎熬中。比如可以先让宝宝接受配方奶，将辅食添加稍微延后。

喂养指导 2 ▶▶ 随着宝宝身体活动能力的增强，会消耗更多热量，也更容易有饥饿感，所以可以尽量将宝宝白天的活动安排得更为丰富，当宝宝饿的时候给他提供配方奶或辅食，他会更容易接受。

喂养指导 3 ▶▶ 妈妈在做辅食的时候多花点心思，甚至可以通过辅食引导宝宝接受配方奶的味道。比如在制作辅食的时候，用配方奶做配料，帮助宝宝熟悉并接受配方奶的味道。

喂养指导 4 ▶▶ 让宝宝尽可能多接触不同口感及质地的食物，有助于形成不挑食的好习惯。饮食习惯越好，对食物接受度越广，宝宝接受配方奶和其他辅食也会越容易。

喂养指导 5 ▶▶ 此时，宝宝逐渐能听懂大人说话了，可以通过鼓励和夸奖让宝宝接受辅食。也可以用语言描述辅食的味道，比如"香香的""甜甜的"，从各方面调动宝宝的兴趣，让他逐渐喜欢辅食。

· 1~2岁

　　1岁以上宝宝的饮食结构会发生很大的改变，从之前的以奶为主，要逐渐过渡到像成人一样的一日三餐模式，固体食物的比重会大大增加，而奶量会逐渐减少。1岁以上的宝宝已经很明白事理了，很多宝宝不愿意断奶更多是因为对于母乳和妈妈的依恋。所以这个阶段应该多从心理上对其进行疏导。

喂养指导 1 ▶▶ 断奶准备期继续按时给宝宝添加辅食，宝宝逐渐过渡到可以吃大人的饭了，但还是要软烂一些。逐渐将宝宝的膳食结构变为一日三餐为主，奶为辅，可以适当添加酸奶，既能和平时吃的奶错开口味，又能补充一定的蛋白质和钙，减少母乳喂养量，慢慢过渡到完全断奶。

喂养指导 2 ▶▶ 多鼓励和表扬宝宝。也可以通过讲故事的方法来让宝宝接受断奶的事实。比如可以给宝宝讲讲母乳的作用、配方奶的作用，以及小朋友要断奶的故事等。

喂养指导 3 ▶▶ 给宝宝更多的主导权，可以让他对吃辅食这件事表现得更积极。如让宝宝自己来决定一次吃辅食的量，用什么颜色的勺子吃辅食等。

用合理的方式给宝宝断奶

自然断奶对宝宝和妈妈都好

随着辅食的逐步添加，宝宝能吃的东西变多了，并且逐渐喜欢吃辅食。宝宝的咀嚼能力进一步提高，可以不再依靠半流质食物和非常柔软的食物了，经过适当的引导和训练，宝宝吃饭的技巧也明显提升，有的宝宝甚至可以自己用勺子进食了。这些都为宝宝完全断奶做好了准备。

• 慢慢减少宝宝对乳头的依恋

为了以后断奶更顺利，妈妈应从准备给宝宝断奶前 2 ~ 3 个月开始就减少他对乳头的依恋，而不是让宝宝把乳头当成安慰剂。

1 如果妈妈母乳不是很多，应该在宝宝早晨起来、晚餐前、半夜醒来时喂母乳。吃完辅食后，宝宝是不会饿的，即使宝宝有吃奶的需求（妈妈抱着时，头往妈妈怀里钻，用手拽妈妈的衣服等），妈妈也不要让宝宝吸吮乳头。

2 如果已经没有母乳了，就不要让宝宝继续吸着乳头玩。同时，妈妈要给予宝宝足够的爱和安全感，从而减少宝宝对妈妈和母乳的依赖。

3 如果没有对乳头的依恋，到了断奶期，宝宝会很自然地顺利断奶，甚至是宝宝自己主动不吃了。

• 怎样才能自然断奶

不管妈妈选择什么时候给宝宝断奶，都最好采取自然断奶法。采取自然断奶法时应循序渐进，逐渐拉长喂奶间隔，减少喂奶次数，坚持 2 ~ 3 个月后，将剩下的唯一一顿奶断掉。

怎样让宝宝自然断奶呢？具体可以这样做：如果宝宝现在每天要吃5次奶，早起1次，上午1次，下午1次，傍晚1次，睡前1次，那么开始断奶后，就可以尝试改为4次。可先从上午的那一次开始减少，上午的1次改为辅食；经过1~2周的适应，再减去下午的那次奶；之后再减去傍晚的1次。

已形成习惯的那顿奶，比如早起后或晚上睡觉前必须吃的那一顿是比较难断掉的。在断这一顿奶的时候，可以先从改变宝宝的习惯开始，比如妈妈早上早点起床出门，晚上睡前让家人用奶瓶喂宝宝喝配方奶，让宝宝不能在这个时间吃到母乳，慢慢他就会改变这个习惯。

如果断不了怎么办

可以增加辅食的量，将食物做得更有吸引力一些，转移宝宝的注意力，一般辅食吃得好，宝宝就自然不会去惦记那顿奶了。

如果宝宝实在断不了奶，妈妈再等几个月也不迟。

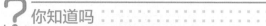

？你知道吗

断奶要看具体情况

尽管在1~2岁这个时间段，大部分宝宝从身体和心理这两个方面都做好了断奶的准备，但并非必须在这个时间段断掉母乳，有些宝宝需要尽快断奶，有些需要将断奶时间延后，所以是否断奶要看具体情况。

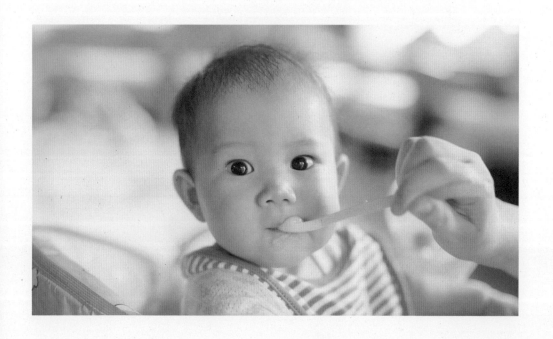

最好先从断夜奶开始

• 延迟睡前最后一顿奶

宝宝在 3 ~ 4 个月以后，已经形成了规律的睡眠习惯，如果宝宝每天晚上 10 点钟睡觉，那么妈妈可以把最后一顿奶延迟到临睡前。若宝宝在凌晨 3 ~ 4 点醒来要奶吃，先哄他，给他水喝，不要喂奶。有些妈妈担心这样做会饿着宝宝，其实这个担心完全是多余的。如果喂水后宝宝还是哭再喂奶，这样可以慢慢推迟宝宝吃夜奶的时间，最终戒掉夜奶。

• 减少白天的睡眠时间

宝宝白天的睡眠时间减少了，晚上会睡得更踏实、安稳，而且宝宝的睡眠是有周期的，一个周期大约 60 分钟，如果没有饥饿感或尿意，会自动转入下一个睡眠周期。因此，最好减少宝宝白天的睡眠时间，并且适当推迟夜晚入睡的时间，帮助宝宝断掉夜奶。

• 培养宝宝自主入睡的能力

宝宝自主入睡能力的培养很重要。不管是白天还是晚上，宝宝睡梦中哼哼几声，或是手脚比画几下，有时眼睛还会半睁地四周看看，但不一会儿又安静地睡着了。这其实是宝宝从半睡状态进入下一个睡眠周期，也就是接觉。若在宝宝半睡状态时，家人干扰到了宝宝，那么将不利于宝宝接觉能力的培养，久而久之，宝宝就难以睡整觉了。

• 睡前填饱小肚子

适当延迟夜间喂养时间，最后一顿辅食稍微多吃一点，保证含有一些固体或是半固体的食物，再加上睡前一定量的奶，让宝宝不会半夜饿醒。但也注意不要吃太多，以免加重宝宝肠胃负担。

· 不着急、不心软

吃夜奶，不仅仅是宝宝自己养成的习惯，也是妈妈迁就的结果。夜里宝宝一哭，妈妈就心软而给宝宝喂奶，宝宝就养成喝夜奶的习惯了，所以妈妈要下决心帮助宝宝改掉吃夜奶的习惯，采用循序渐进的方法，温和地坚持。

不要硬性给宝宝断奶

断奶过程中，如果准备工作做得充分，宝宝情绪和身体反应就不会那么大；如果硬性给宝宝断奶，宝宝的身体必然会出现不适症状。

· 爱哭，没有安全感

宝宝爱吃母乳的原因，一是母乳香甜，适合宝宝的口味，是宝宝与生俱来最好的食物。二是宝宝在吃母乳的过程中，充分体验到了躺在妈妈温暖怀抱中的舒适惬意和特有的安全感。母乳喂养对宝宝来说，除了满足身体发育外，还满足了宝宝正常的情感体验。

如果没有一个循序渐进的断奶过程，妈妈事先没有足够的铺垫，硬性断奶，宝宝会因为没有安全感而产生分离焦虑，表现为妈妈一脱离宝宝的视线，宝宝就紧张焦虑，哭着到处寻找。这个时候的宝宝情绪低落，更害怕见陌生人。

· 体重减轻

强行断奶，使宝宝的情绪受到了打击，加上又不适应母乳之外的食物，对断奶之后的新食物兴趣不大，吃饭时经常会拒吃。这样，易引起宝宝脾胃功能的紊乱、食欲差，食物摄入不足使宝宝每天摄入的营养不能满足其身体正常的需求，以致出现面色发黄、体重减轻的症状。

· 挑食，易生病

由于爸爸妈妈在断奶之前没有做好充分的准备，没有给宝宝丰富的食物，很多宝宝会因此养成挑食的习惯，比如只喝牛奶、米粥等，不吃肉类、蛋类等，从而影响宝宝的生长发育，造成宝宝抵抗力差、爱生病。

断奶最好选在春秋季

· 天气不太冷也不太热

断奶以春、秋两季为佳，这是因为天气凉爽时宝宝容易接受辅食喂养。如果秋季遇到小儿腹泻等病时，可以适当推迟几天，待宝宝恢复健康后再考虑断奶。

如果宝宝该断奶的时间正好在夏季时，最好稍微推迟到秋凉时。夏季由于天气炎热，宝宝胃口不佳，此时断奶容易发生消化不良、营养摄入不足。

· 食物丰富选择多

春、秋季是水果和蔬菜最丰富的季节，可选择的新鲜食物种类多，宝宝有更多的食物种类尝试，更容易接受辅食喂养。而夏天则是高温潮湿的季节，不但食物容易腐坏，也会影响宝宝的食欲。

· 便于宝宝户外活动

春秋温度适宜，特别适合户外活动，呼吸新鲜空气。在断奶期间，家人可以有意识地多带宝宝去公园玩耍，接触大自然，多跟别的小朋友一起玩游戏等，减少与妈妈的独处时间，转移宝宝的注意力，但不建议和妈妈完全分离，这样会给宝宝带来心理上的痛苦，不利于断奶的进行。

？你知道吗

春秋断奶，便于缓解宝宝身体不适

断奶时，宝宝突然少了母乳这道天然屏障，身体抵抗力难免降低，加之有些宝宝情绪低落，就容易形成一个怪象：断奶生病，小则着凉咳嗽，大则发热腹泻。

春、秋两季不冷不热，宝宝睡眠也较好，故而断奶安排在春秋季节最适宜，即便宝宝因为断奶而生病，护理起来也相对容易。

哪些情况不宜断奶

一般来说，给宝宝断奶应注意选择合适的时机，在遇到以下几种情况时，可以推迟给宝宝断奶。

① 晚上不吃奶就哭闹
如果宝宝长时间晚上哭闹会养成夜啼的坏习惯，如果入睡前给他吃奶他会很快睡着，妈妈可以延后断掉睡前奶的时间。

② 宝宝不舒服时
宝宝生病或出牙时情绪烦躁、食欲差，需要更多、更有效的安慰。通常宝宝不舒服的时候总是更想吃奶。母乳喂养对生病的宝宝更有利，妈妈完全可以延后断奶。

③ 刚刚换看护人
刚换看护人，宝宝对看护人感觉陌生，一时难以适应，应等宝宝和新的看护人磨合好了再断奶。

④ 环境改变较大时
如果正在搬家、旅行或家里有其他变故的时候，宝宝的情绪起伏会比较大，适应性较差，也不适合断奶，需要等到宝宝完全适应了之后再断奶。

？你知道吗

断奶要宝宝身体适宜

无论月龄多大、季节是否凑巧，都要以宝宝身体适宜断奶为最好的时机。

在宝宝已完全接受辅食且吸收很好的前提下再考虑断奶，因为母乳能为宝宝身体发育提供最理想的营养。如果宝宝对辅食的接受度不理想而断了奶，这样不利于宝宝的身体发育，也不利于其心理健康。

第3节

断奶期间的宝宝喂养

宝宝在断奶期间，除了定时喝配方奶外，要注意别添加新的辅食，避免引起宝宝的反感。此外，需要坚持下面的几点，让宝宝顺利度过断奶期。

补充营养素别过度

断奶时，有的家长怕宝宝营养不够，容易陷入过度补充营养素的误区。其实，这是有害的，宝宝在生长发育阶段，如果过多摄入蛋白质，不仅会增加肝肾负担，还会引起消化不良。如果宝宝大量服用高浓度的鱼肝油，会出现厌食、昏睡、头痛、皮肤干燥等症状。而且，滥补微量元素容易造成微量元素在宝宝体内代谢失衡，甚至损伤宝宝的免疫力。因此，家长不要随便给宝宝补充营养素。

合理安排辅食，保证辅食多样化

刚断奶的宝宝每天可进食6次，以后可减少到4～5次（包括吃点心等的次数），早、中、晚可以和大人同一时间进餐，两餐之间适当添加点心、乳制品、水果等，睡前给1次晚点。

 马医生贴心话

合理安排宝宝的起居

宝宝规律的生活习惯对营养吸收是有促进作用的，因此要合理安排起居，让宝宝养成良好的睡眠习惯、饮食习惯、排便习惯和清洁习惯等。

断奶后预防积食和便秘

母乳是添加辅食前宝宝几乎全部的营养来源，当宝宝断奶后，辅食逐渐取代母乳成为营养支柱。那么，宝宝断奶后到底怎么吃才能营养又健康呢？

补充膳食纤维，预防宝宝断奶后发生便秘

断奶后的宝宝，由于饮食习惯和规律的改变，容易出现便秘。妈妈要留心宝宝的排便情况，及时调整宝宝的饮食，预防宝宝断奶后发生便秘。

宝宝的饮食要均衡，五谷杂粮和各种蔬菜水果都应均衡摄入。如宝宝已经出现便秘，可以给宝宝多喂些蔬菜、水果，增加宝宝肠道内的膳食纤维，帮助肠蠕动，促进排便。便秘的宝宝不宜吃柠檬等酸味果品，因为酸味食物多有收敛作用，食用过多不利于排便。此外，还要保证宝宝每天有一定的运动量、补充足够的水，这对预防因断奶发生的便秘有一定好处。

宝宝饿不着，少吃一顿没关系

宝宝饿一顿基本没有什么大碍。现在宝宝不吃饭常常是因为饮食过度引起积食和消化不良。宝宝有感知饥饱的能力，这是人类的本能。因此，妈妈不必担心宝宝会饿到，也不用想方设法地将没吃的一顿给补上。如果宝宝不愿意吃饭，饿一顿反而对宝宝有益，下一餐他会更有胃口。

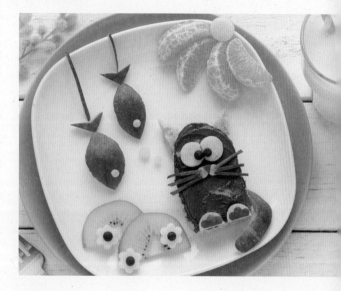

第5节

妈妈要注意的断奶期问题

断奶不要反复

· 做了决定就要坚持

很多妈妈给宝宝断奶会有较强烈的内疚感，看到宝宝因为吃不到奶而啼哭，或者因不肯吃辅食而挨饿，就不忍心了，于是放弃了断奶。重新喂母乳后过段时间又再次尝试断奶，断不掉又继续喂。这样可能会让宝宝多次经历失去、获得的过程，让他更加害怕失去母乳，对下次断奶更抗拒。

· 避免用喂奶来安慰宝宝

其实很多情况下，宝宝对母乳的依恋主要是对妈妈关爱的依恋，事实上，很多妈妈也习惯在宝宝犯困、烦躁、生病、哭闹的时候用喂奶安慰他。在断奶的时候，需要打破这种习惯。如在宝宝犯困的时候，将他交给爸爸或其他家人，让他跟别人玩，玩累了，让宝宝自然入睡；宝宝哭闹时，用亲吻、拥抱等来安抚，而不是母乳。

· 下不了断奶的决心怎么办

如果妈妈下不了决心给宝宝断奶，就一直喂到没奶也没关系，不断奶一直喂到没奶，比反复断奶对宝宝的成长更有益，妈妈注意合理增加配方奶和辅食即可。宝宝到了离乳期，会有一种自然的倾向，就不再喜欢吃母乳了。

> **妈妈经验谈**
>
> **断奶是宝宝成长的必修课，妈妈要坦然面对**
>
> 断奶的宝宝是幸福的，因为有奶可断。虽然有痛苦，但绝不只是一件悲伤的事情。妈妈自己要调整好心态，坦然地接受断奶。宝宝也会从妈妈的坦然中明白断奶是一件正常的事情。一般而言，不要指望宝宝能平静地断奶，理由很简单，想想他内心正在经历的转变就可以理解了。妈妈只要耐心坚持并继续付出爱就可以了。

断奶一般会伴随着回奶

· 自然断奶的回乳方法

一般哺乳时间已达 10 个月而正常断奶者，可使用自然回乳方法。回乳时，应逐渐减少喂奶次数，缩短喂奶时间，注意少进食汤汁及下奶食物，使乳汁分泌逐渐减少，直至全无。

· 药物断奶的回乳方法

因各种疾病或特殊原因在哺乳时间尚不足 10 个月时断奶，多采用药物回乳；而正常断奶时，如果奶水过多，自然回乳效果不好，也可使用药物回乳。

麦芽回乳法 ▶ 取生麦芽 60 克，加冷水浸泡 30 分钟，放入锅中大火煮沸，再用小火煮 20 分钟，滤去药渣，浓缩成 2 杯，分 2 次服用，连服 3 ~ 5 日。

维生素 B₆回乳法 ▶ 口服维生素 B$_6$，每日 600 毫克，93% 的妈妈可在 1 周内成功回乳。

芒硝回乳法 ▶ 对于泌乳功能建立已超过 2 周者，可以用芒硝回乳。取芒硝 120 ~ 250 克，薄薄一层装入 2 个纱布袋，排空乳汁后，敷在两侧乳房上，避开乳头，扎紧，当感觉到湿硬时更换。一般 5 ~ 6 小时更换一次。

断奶后，宝宝喝配方奶还是牛奶

· 根据断奶月龄来选择

断奶是指断母乳，并非断绝一切乳制品。宝宝断奶后喝配方奶还是纯牛奶，与宝宝断奶时的年龄有很大关系。

· 1 岁前断奶

因为胃肠道发育不成熟，不能消化纯牛奶等奶制品，因此可用配方奶代替母乳。

· 1 岁后断奶

胃肠道功能越发完善，可以消化纯牛奶等食物，首选配方奶，如不接受配方奶，也可逐渐给宝宝尝试纯牛奶。如果宝宝能够接受纯牛奶，且没有出现过敏反应，就可以用纯牛奶来保证宝宝每天应该摄入的奶量了。

有些宝宝对牛奶蛋白过敏，不能直接喝牛奶或普通配方奶，这就需要通过特殊配方奶来过渡了。

· 转换牛奶要谨慎

宝宝 1 岁以后，辅食应该逐步过渡成正餐，而奶则成了辅食，因此要保证一日三餐均衡，每餐都要有四大营养类食物。

四大营养类食物

- 谷物（米饭、面包、面条）
- 畜肉、禽肉、鱼肉、蛋
- 蔬菜、水果
- 奶及奶制品

每日奶量不过量，最理想的是一天 2 份奶制品（如果换算成牛奶，大约是 400 毫升）。宝宝 1 岁后，奶已经成为辅食，需要逐渐控制奶量，不喧宾夺主。同时，由于牛奶比配方奶含有的蛋白分子更不易消化，过量摄入牛奶会对宝宝的肠胃和肾脏造成负担。

可以为宝宝准备手指食物了

什么是手指食物

手指食物是指在引入固体食物之后，宝宝可以自己用手抓取进食的食物，通常手指食物都是小块或小条的形状，以便宝宝抓握、咬食。手指食物并不局限于手指形状的食物，洋葱圈、水果块等都是手指食物。

手指食物带来的好处

① 手、眼、口的协调能力
宝宝通过手抓食物，可以慢慢地学会根据食物的大小、软硬，来思考怎么抓，如何放进嘴里等。

② 控制咀嚼和吞咽节奏的能力
妈妈喂食会掌握节奏，宝宝吃自己亲手抓来的食物，需要自己学会有控制性的吞咽和咀嚼，否则会被呛到。

③ 促进宝宝尽快自主吃饭
如果宝宝表现出想要抓大人碗里的食物，妈妈就可以为其准备一些手指食物，这样有利于宝宝尽快自主吃辅食。

马医生贴心话

添加手指食物的时间因人而异

因为每个宝宝的发育情况是不一样的，宝宝开始吃手指食物的时间也没有统一的标准。不要拿自己的宝宝和别的宝宝进行比较，而是应该根据宝宝的发育情况和对食物的兴趣决定什么时候给宝宝添加手指食物。

手指食物添加原则

1 大小易抓

刚开始给宝宝的手指食物，大约是宝宝大拇指的大小，也就是豆粒那么大，逐渐可以切成小块或长条，可以根据宝宝的抓握能力调整手抓食物的形状。

2 软硬适度

手指食物的软硬度以宝宝可以用牙龈磨碎为准，逐渐增加食物的硬度，这样有利于宝宝的口腔发育。

3 安全第一

质地硬且圆滑或者难以吞咽的小块食物都不要给宝宝喂食，以免发生哽噎，如整颗的葡萄、整粒花生米和葡萄干等。宝宝进食时，一定要有父母在旁照顾，以免发生意外。

4 不要苛责

宝宝学习吃手指食物时，一定会把周围搞得一片狼藉。这是宝宝学会进食需经历的过程，妈妈不必太苛责宝宝。可以给宝宝穿上围兜，等宝宝吃完后再打扫卫生。

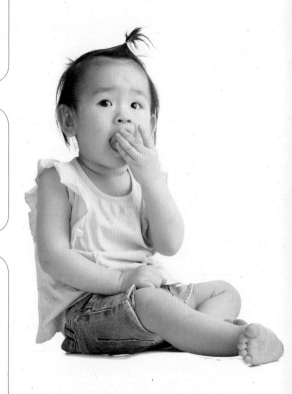

宝宝一天吃得够不够，看看小手就知道

美国健康机构推出了"双手控制食物热量指南"，即将每个人的双手变成食物的量器，用手可以测出你的标准饭量。对于3岁以内不会表达饥饱的宝宝来说，测量小手就能知道他每餐或每天需要吃多少食物。这种方法虽然不是特别准确，但简单实用。

碳水化合物

蛋白质

两个拳头的量

碳水化合物主要来自面粉、大米等主食，两个拳头的量（熟食分量）就可以满足宝宝一天对碳水化合物的需求了。

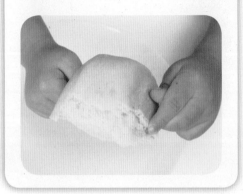

一个掌心的量

蛋白质主要来自肉类、鱼类、蛋类、奶类、豆类等，宝宝一餐的摄入量为一个掌心的大小，且厚度也相当。

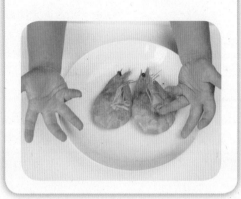

脂肪 ▶

一两根拇指的量

脂肪主要来自肉、植物油、坚果等，宝宝每餐的摄入量为一两根拇指大小即可。

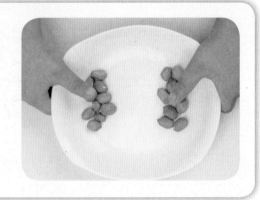

蔬菜 ▶

两手抓的量

宝宝两只手能够抓起的菜量（生蔬菜分量）就可以满足他一餐对蔬菜的需求量。

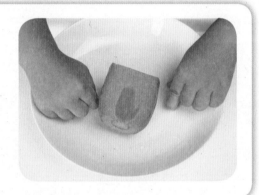

水果 ▶

一个拳头的量

宝宝一天的水果需求量相当于一个拳头大小（可食入部分）。

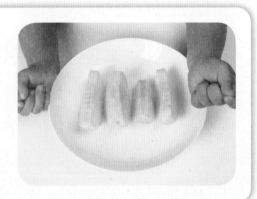

第8节

培养宝宝良好的饮食习惯

鼓励宝宝自己吃东西

宝宝的小手越来越灵活，可以开始锻炼宝宝自己拿勺子吃饭了。给宝宝准备一套专用餐具，爸爸妈妈先给宝宝示范怎样用勺子吃饭，让宝宝模仿。此时，宝宝还不会自如地使用勺子，也可能不会准确地把勺子放到嘴里，还可能把勺子扔掉直接用手吃。不管是哪种情况，都要鼓励宝宝自己练习吃饭，慢慢培养其独立进餐的好习惯。

一日三餐按点吃

宝宝如果已经适应了按时吃饭的习惯，那么现在是正式进入一日三餐按点吃饭的时期了。从这个阶段起，要逐渐把辅食作为主餐。随着从辅食中获得的营养需求增加，宝宝每次进食的量也要增多，并且一次要吃2种以上的食物，且注意饮食均衡搭配。

一边吃一边玩

宝宝越来越淘了，一边吃饭、一边玩耍是很平常的事。爱动的宝宝更是一会儿也不歇着，动来动去的。注意不要让宝宝养成吃饭时随便移动的坏毛病。对于边吃边玩的宝宝，妈妈可以严肃地告诉宝宝，这样是不好的，适当制止宝宝。切忌一个人喂饭，同时另一个人陪宝宝玩。妈妈可以把宝宝抱到餐椅上，要求宝宝专注地把饭吃完，再去玩耍。

妈妈经验谈

一日三餐要有不同的食物

宝宝一日三餐的食谱应是不同的，这不仅能增加每天的食物摄取量，也能让宝宝充分摄取所需的各种营养成分。妈妈可以一次做好各种食物，保存在冷冻室或冷藏室，需要时拿出加热后喂食，但要注意储藏时间不能太长，以防营养损失或食物腐败。

添加些能锻炼宝宝咀嚼力的食物

这个阶段宝宝的乳牙已萌出，唾液量增加，爱流口水，开始喜欢咬硬的东西，他会将自己的小手放入口中或咬妈妈的乳头等。所以，在这段时间里，可以给宝宝吃一些排骨、烧饼、馒头干、苹果等稍有硬度的食物，通过咬、啃这些食物，刺激牙龈，帮助乳牙进一步萌出，改掉咬乳头的习惯，同时也可及时训练宝宝的咀嚼能力。

挑食

挑食是宝宝很常见的一种现象。每个宝宝都有自己的饮食好恶，很少有喂什么就吃什么的宝宝。有的宝宝不爱吃鸡蛋，有的宝宝不爱吃蔬菜。宝宝偏食的习惯是可以慢慢改的，妈妈不要强迫宝宝吃他不喜欢吃的东西。妈妈可以把宝宝不喜欢的饭菜换着花样做，如把鸡蛋做成鸡蛋羹或者和到饺子馅里面，可能宝宝就爱吃了。

 马医生贴心话

爸爸妈妈要做好榜样

爸爸妈妈应该成为宝宝的榜样，不挑食，不要在宝宝面前说自己不爱吃什么菜，以及什么菜不好吃之类的话，以免误导宝宝。同时，宝宝最喜欢得到别人的称赞，可以在挑食的宝宝面前，大大称赞不挑食的宝宝，从而使宝宝因羡慕而积极地效仿。

用手抓饭吃

用手抓饭吃的宝宝很常见。宝宝使用饭勺还不熟练，或者还不会使用饭勺，就会很自然地用手抓饭吃。但抓饭吃既容易把饭碗打翻，也容易烫到手。因此，妈妈要刻意锻炼宝宝使用饭勺的能力，让宝宝试着用勺吃饭。从一开始就要给宝宝立下规矩，能用手抓着吃的可以抓着吃，不能抓着吃的，就要使用餐具。

辅食喂养指南

辅食制作尽量多变换花样

喂养指南 1 ▶▶

这个时期宝宝吃饭会越来越主动，想要抓起勺子自己吃，这是逐步建立良好饮食习惯的重要过程。所以，让宝宝对吃饭保持兴趣很重要，这就需要家长在制作辅食的时候在造型、颜色等方面多变换花样。

研究显示，宝宝喜欢直接和强烈的颜色，比如红、绿等鲜艳的颜色，建议利用食物天然的颜色进行搭配，南瓜、彩椒、紫薯、菠菜等可以作为厨房常备"杀手锏"。而食物的造型，就比较考验家长的心灵手巧了，不擅长做造型的家长也不用发愁，现在很方便就能买到各种造型的模具，直接用就好了。

宝宝辅食尽量做得细软

喂养指南 2 ▶▶

此时宝宝基本上可以和大人吃一样的食物，但食物要做得碎而软一些，以便于宝宝消化。宝宝每日的膳食中应含有蛋白质、碳水化合物、脂肪、维生素、矿物质和水等营养素，应避免食物种类单一，注意营养均衡。这时的宝宝可以吃的主食有软米饭、粥、面条、面包、花卷、饺子、包子等；副食有各种应季蔬菜、蛋、肉、豆制品、海带、紫菜等。

宝宝辅食中固体食物要占 50%

喂养指南 3 ▶▶

宝宝还小，喂食时注意主食要做得细软，蔬菜、肉要剁碎，水果要刮成水果碎。但也要注意让宝宝吃点固体食物，如果总也不给宝宝吃固体食物，宝宝的吞咽和咀嚼能力就得不到充分锻炼。

宝宝到1岁左右时，辅食中固体食物要占到辅食的50%，这样对宝宝咀嚼能力有一定的锻炼，咀嚼能使牙龈结实，促进牙齿萌出，还能缓解出牙时的不适。

偏食的宝宝注意补充营养

虽然我们提倡宝宝不偏食，但实际上偏食的情况很常见。为了保证偏食宝宝的营养，在矫正宝宝偏食的同时，要注意补充相应营养。

不爱喝奶的宝宝，要多吃肉蛋类，以补充蛋白质。

不爱吃蔬菜的宝宝，要多吃水果，以补充维生素。

不爱吃主食的宝宝，要多喝奶以提供更多热量。

便秘的宝宝要多吃富含膳食纤维的蔬菜和水果。

可以吃全蛋了

为了减少宝宝过敏的风险，一般在 10 ~ 12 月龄添加全蛋。但是，因为 3 岁前的宝宝肠胃功能还没有完全成熟，所以建议每天或者隔天吃一个全蛋就好，按照蒸蛋、白煮蛋、煎蛋的顺序添加，一旦宝宝出现不适就暂停。

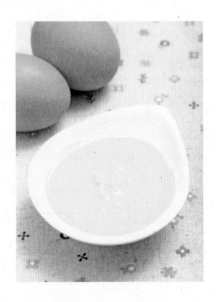

🏷 马医生贴心话

宝宝大便有颗粒状未消化食物怎么办

如果宝宝大便中出现食物的颗粒，说明辅食偏粗，下次要磨得更细碎。如果大便中仅有细小的颗粒，且较少，则不必多虑，继续正常添加即可，随着宝宝消化系统的发育，大便慢慢就会正常。

第10节
辅食常见问题及应对

? 宝宝不爱吃蔬菜怎么办

对于不爱吃蔬菜的宝宝，要适当多吃些水果。这个阶段的宝宝已经可以吃切成小片、小块的水果了，没有必要再将其榨成果汁、果泥。将水果皮削掉，用勺刮或切成小片、小块，直接给宝宝吃就可以。有的水果直接拿大块吃就行，如去籽西瓜、去核和筋的橘子等。

? 可以控制宝宝吃辅食的速度吗

宝宝吃辅食的速度，并不是由妈妈来决定的。如果宝宝很饿或者辅食很好吃，宝宝自然就会吃得比较快或比较急。但是，如果妈妈准备的辅食口感不好、不容易吞咽或者宝宝并不是很饿，可能就会吃得比较慢。如果妈妈不希望宝宝吃得太急，可以比平常喂食的时间再提前30分钟给宝宝喂食。

? 怎么能知道宝宝是否消化了辅食

宝宝吃了新添加的辅食后，大便会出现一些改变，如颜色变深、呈暗褐色，或见到未消化的残菜等，这不见得就是消化不良。因此，不需要马上停止添加辅食。只要大便不稀，里面也没有黏液，就不会有什么大问题。如果在添加辅食后宝宝出现腹泻或是大便里有较多的黏液，就要赶快暂停添加，待胃肠功能恢复正常后再从少量开始重新添加。新添加辅食要避开宝宝生病或天气太热的时候。

如何给宝宝选择肉类食物

一般来说，鱼肉和鸡肉的肉质细嫩一些，利于小乳牙还未完全长齐的宝宝咀嚼，而且在胃肠里的消化和吸收也较好。鱼肉、鸡肉虽好也不可一味偏食，还应同时为宝宝适当添加一些别的肉类，以免宝宝以后对其他肉类一概不吃。因此，在刚开始为宝贝添加肉类辅食时可多给宝宝吃一些鱼肉或鸡肉。随着宝宝的消化功能逐渐增强，可一点点添加些猪肉或牛肉。

怎样做肉类食物容易让宝宝吞咽

在买肉时，妈妈可以挑选油脂比较多的部位，用绞肉机重复绞碎两次。烹煮时，先将碎肉加入少许淀粉及少许酱油调和去腥味，然后用沸水煮熟，边煮边搅拌，以免碎肉黏成一团，之后可以加入稀饭一起烹煮。

怎样给宝宝喂食面条

宝宝吃的面条应是烂而短的，面条可和鸡汤或肉汤一起煮，以增加面条的鲜味，从而增进宝宝的食欲。最初应少量喂食，观察一天看宝宝有没有消化不良或其他情况。如情况良好，可增加喂食量，但也不能一次喂得太多，以免引起宝宝胃肠功能失调，出现腹胀，导致厌食。

宝宝吃辅食时呛到应该怎么做

当宝宝被呛到时，应暂停喂食，帮宝宝拍拍背，让宝宝休息一会儿。如果宝宝没有不舒服的情况，可以再继续喂食。如果宝宝是因为太饿吃得很急而呛到，妈妈应该避免在宝宝很饿时喂食，可以将宝宝用餐的时间提前 30 分钟。

宝宝辅食推荐

宝宝每日膳食安排

上午	07:00	配方奶和/或母乳，需要时再加辅食
	10:00	母乳和/或配方奶
	12:00	各种厚糊状或小颗粒状辅食，可以是软饭、肉末、碎菜等
下午	15:00	母乳和/或配方奶，加水果泥
	18:00	各种厚糊状或小颗粒状辅食
晚上	21:00	母乳和/或配方奶

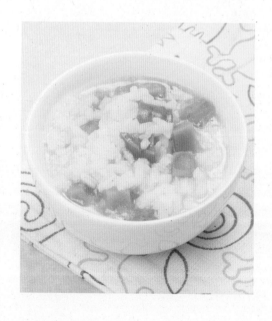

老南瓜胡萝卜粥

材料 大米30克，老南瓜、胡萝卜各10克。

做法

1 大米洗净，浸泡半小时。

2 老南瓜去皮，去籽，洗净，切小丁；胡萝卜去皮，洗净，切小丁。

3 锅中加适量水，将大米、老南瓜丁、胡萝卜丁倒入锅中，大火煮开，再调小火煮熟即可。

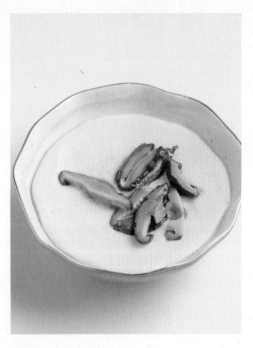

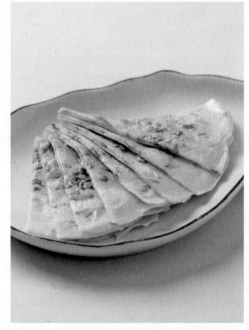

香菇蒸蛋

材料 鸡蛋1个，干香菇2朵。

做法

1 将干香菇用水泡发，沥干，去蒂，切成细丝。
2 鸡蛋打散，加适量水和香菇丝并搅匀。
3 放入蒸锅中，蒸8~10分钟即可。

营养功效 ————————

干香菇中含有矿物质硒，能改善宝宝的免疫力。

紫菜鸡蛋饼

材料 蛋黄1个，紫菜3克，面粉30克。

做法

1 紫菜洗净，撕碎，用清水略泡软。
2 蛋黄在碗中打散，加入面粉、紫菜碎搅拌成糊。
3 油锅烧热，舀一大勺面糊倒入锅中，摊均匀，两面煎熟，出锅切块即可。

营养功效 ————————

紫菜富含碘，用紫菜做辅食，有助于预防宝宝缺碘。

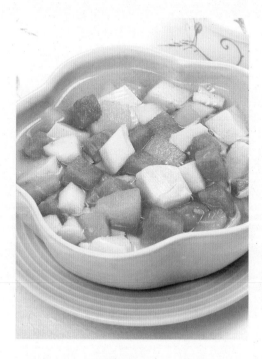

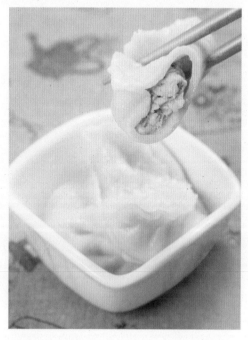

水果杏仁豆腐羹

材料 西瓜、香瓜各30克，水蜜桃20克，
杏仁豆腐50克。

做法

1 西瓜取果肉去籽，切丁；香瓜洗净，
 去皮，切丁；水蜜桃洗净，切丁。

2 将杏仁豆腐切丁。

3 碗中倒入适量开水，凉凉后加入西瓜
 丁、香瓜丁、水蜜桃丁、杏仁豆腐丁
 即可。

鲜汤小饺子

材料 小饺子皮6个，肉末30克，白
菜50克，鸡汤少许。

做法

1 白菜洗净，切碎，与肉末混合搅拌成
 饺子馅。

2 取饺子皮托在手心上，把饺子馅放在
 中间，捏紧即可。

3 锅内加适量水和鸡汤，大火煮开，放
 入饺子，盖上锅盖煮，煮开后揭盖，
 加入少许凉水，敞着锅继续煮，煮开
 后再加凉水，如此反复加4次凉水后
 煮开即可。

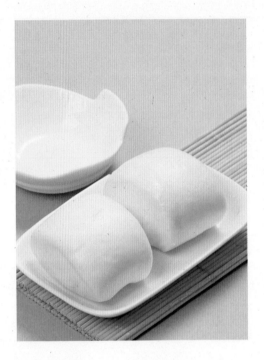

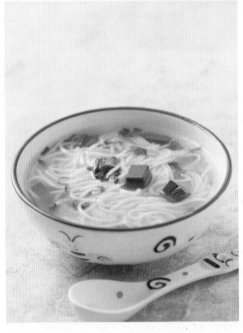

牛奶馒头

材料 面粉 40 克，酵母粉少许，牛奶 20 克。

做法

1 将面粉、酵母粉、牛奶和在一起，揉成面团。

2 将面团放入盆中，用湿布或保鲜膜盖住盆，放置在温暖处发酵。待面团发至 2 倍大时，发酵完成。

3 将面团切成 2 份，揉成 2 个小馒头，上锅蒸 15 ～ 20 分钟即可。

营养功效
用牛奶代替水来和面，其中的蛋白质会加强面团的劲力，做出来的馒头会更有弹性，补钙的效果也更佳。

菠菜猪血面

材料 猪血 30 克，菠菜 60 克，面条 50 克，香油适量。

做法

1 猪血洗净，用沸水焯烫片刻，捞出后切成小块；菠菜择洗干净，用沸水焯烫后切碎。

2 锅中加适量水，水开后放入面条煮软，放入猪血块，小火煮至面熟，放入菠菜碎略煮片刻，出锅前滴两滴香油即可。

营养功效
猪血是比较好的补铁食物，但给宝宝吃要适量，一周 1 ～ 2 次即可。

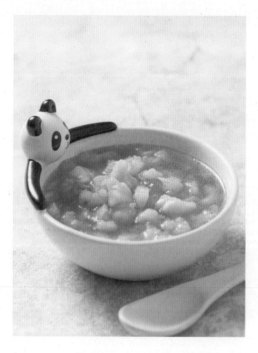

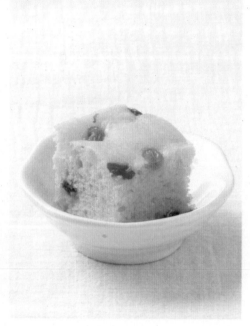

番茄巴沙鱼

材料　巴沙鱼 70 克，番茄 30 克。

调料　姜丝、葱段各适量。

做法

1 将巴沙鱼解冻后，用厨房纸擦去水分，切成小块，加姜丝、葱段腌渍 10 分钟，取出姜丝和葱段。

2 番茄顶上划"十"字，放在沸水中烫一下，去皮，切小块。

3 锅内倒油烧热，放入番茄翻炒出汁，加适量水煮沸，倒入巴沙鱼块，煮 5 分钟，大火收汁即可。

营养功效 ————

巴沙鱼含一定量的 DHA 和 EPA，还含有丰富的卵磷脂，有助于提高宝宝的记忆力。

红枣南瓜发糕

材料　南瓜 100 克，红枣 2 颗，面粉 100 克，葡萄干、酵母粉各少许。

做法

1 南瓜洗净，去皮、瓤，蒸熟后捣成南瓜泥，凉凉后加入面粉，倒入酵母粉和水揉成面团，放置发酵；红枣洗净，去核去皮，切碎；葡萄干洗净，切碎。

2 面团发至 3 倍大时，加入红枣碎、葡萄干碎，上锅蒸 30 分钟，凉凉后切小块。

营养功效 ————

红枣有健脾养胃的作用，甜甜的口感可促进宝宝的食欲。

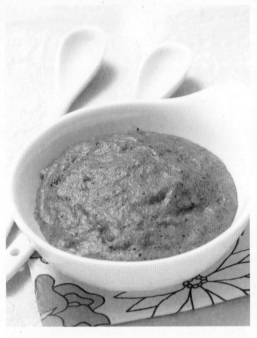
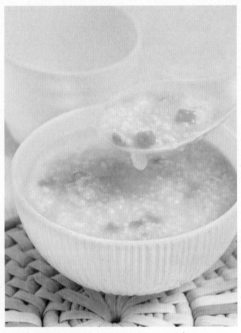

黑芝麻花生糊

材料 黑芝麻、熟花生仁各 20 克。

做法

1 黑芝麻洗净，沥干，放入平底锅中以小火翻炒，等炒到有很浓的香气扑鼻而来时关火。

2 将炒过的黑芝麻和熟花生仁放入搅拌机中打碎，加入适量温开水搅拌成糊状即可。

营养功效 ————

黑芝麻营养丰富，可以补钙，健脑；熟花生仁也富含钙（每 100 克熟花生仁含钙 284 毫克）。黑芝麻花生糊能为宝宝很好地补钙，还能健脑。

牛肉小米粥

材料 小米 30 克，牛里脊肉 20 克，胡萝卜丁 10 克。

做法

1 小米洗净；牛里脊肉洗净，切碎。

2 锅置火上，加适量清水，放入小米、牛里脊肉碎、胡萝卜丁，大火煮沸后转小火煮至小米开花、牛里脊肉熟即可。

营养功效 ————

牛里脊肉中锌含量丰富，宝宝常食可以提高食欲，强壮身体。

断奶综合征

强制断奶后，宝宝缺乏合理的喂养，身体会产生各种不良反应，如体内蛋白质缺乏，兴奋性增加，容易哭闹，哭声细弱无力，有时还伴随腹泻等症状。精神上的不安加上蛋白质摄入不足会使宝宝消瘦，抵抗力下降，容易发热、感冒。这些不良反应，医学上称为断奶综合征。

预防断奶综合征

有一些妈妈会用一些强制性的措施进行断奶，例如在乳头上抹辣椒，涂上蓝药水，贴上创可贴，或者妈妈突然离开宝宝，躲到娘家或朋友家。这些手段可能很有效，但会让宝宝身心俱伤，因为对宝宝来说，断母乳，不仅是不让他吃妈妈的奶了，而且会有和妈妈分离的感觉，很容易引起宝宝的不良反应。所以，能用温和的方法解决，最好不用强制方法。

有些妈妈习惯用乳头哄宝宝睡觉，这样的方式多会导致断奶时更加困难。因为宝宝已经习惯晚上吸着妈妈的乳头睡觉，半夜醒来，只要吸几口奶就能很快再次入睡，一旦断奶，宝宝夜间醒来就会哭闹。因此，如果你刚计划断奶，可以尝试着在宝宝夜里醒来时不亲喂母乳，而是用配方奶喂宝宝，这样可为你断奶成功打下基础。

 马医生贴心话

奶断了，"奶瘾"断不了

有"奶瘾"的宝宝不论有无饥饿感，都常常有吮吸妈妈乳头的欲望，一旦不被满足则哭闹不止、萎靡不振，有些宝宝甚至会因此对食物缺乏兴趣，导致摄入营养少，生长发育处于低下水平。帮宝宝戒掉"奶瘾"需采用适当方法，比如当宝宝有吸奶的要求时，采用转移注意力的方法，将其引导到他感兴趣的东西上。宝宝哭闹时，要弄清楚真正的原因，不要把吸吮乳头作为平复宝宝情绪的唯一手段。

积极应对断奶综合征

宝宝出现了断奶综合征，妈妈不用太过焦急，不要因此而中断给宝宝断奶，要知道反复断奶会对宝宝造成更大的伤害。妈妈要积极应对宝宝出现的各种症状，并在情感上给予宝宝更多的关爱。

断奶期的宝宝由于原来饿了就吃奶的饮食规律被打乱，容易陷入饮食混乱，这时需要妈妈正确给宝宝添加辅食。不要急着给宝宝添加新的辅食，尤其是在他身体不舒服的时候，不要强迫他进食新食物。可以通过改变食物的做法来增进宝宝的食欲，保证宝宝摄入的营养充足。每次喂食量不要多，坚持少食多餐的原则即可。

断奶后，如何应对宝宝大便不正常

宝宝刚刚断奶时可能会出现腹泻、大便干燥、腹胀、腹痛等消化问题。因为他的食物一下从母乳换成配方奶，胃肠道可能会受一些影响，但大多数不适症状会在一周内好转。如果宝宝腹泻严重，需要把他的大便带到医院化验检查。在断奶后出现腹泻或大便干燥等消化问题，一般和宝宝的饮食有关，可以通过调整饮食改善。首先，可以将宝宝喝的配方奶换成其他品牌的奶粉试试看。其次，注意给宝宝喝适量水，多添加蔬菜、水果等富含膳食纤维的辅食。最后，补充益生菌，益生菌最好选活菌，因为活菌中的活性物质较死菌中更多、更具生命力，因而在肠道内发挥的作用更好。

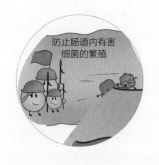
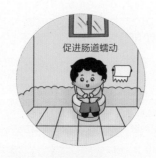
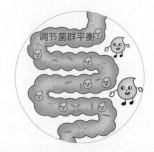

益生菌的好处

第6章

宝宝1～2岁
爱上吃饭，
向大人饮食过渡

第 1 节

用好料理小技巧，
让宝宝不再挑食

改变食物形状

宝宝不喜欢某些蔬菜的味道时，可将蔬菜压成泥状，加入婴儿米粉中；或混入肉馅，制成肉丸子、馄饨、饺子，以增加宝宝的接受度。

宝宝普遍不爱吃胡萝卜和豆制品，因为它们含有一种特殊的不易被接受的味道。家长在制作时既要设法去除这种独特的味道，也要多变换食物造型，采用不同的刀法制成片、丝、块、卷、夹等形状，再配以带馅的面点、拼盘式的菜肴和内容丰富的美汤。色彩鲜艳的饭菜一定会促进宝宝的食欲。

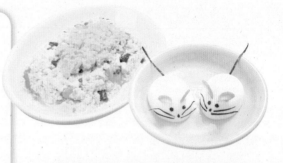

利用食材自身的味道调味

家长可利用水果的香甜压过某些蔬菜特有的味道，或是用番茄、洋葱、橙汁的味道去除鱼类的腥味等，分散宝宝的注意力。

以身作则，并多多给予鼓励

宝宝的口味喜好往往受环境的影响，如果大人挑食或在宝宝面前讲这不好吃、那没滋味，宝宝也会先入为主，不吃这些食物。因此，家长一定要以身作则。另外，家长偶尔以奖励的方式鼓励宝宝吃上一两口不爱吃但富含营养的食物，也能渐渐降低宝宝对食物的抗拒。

发挥创意让食材可爱大变身

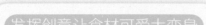

家长可以将白米饭变身为海苔卷、饭丸子，或将食材以卡通图案、花朵或动物造型呈现，来刺激宝宝的食欲。

如何巧妙应对宝宝积食

宝宝的消化器官发育还不完善，消化功能还比较差。如果爸爸妈妈不能正确地喂养，宝宝饮食没有规律，而且没有节制，就有可能损伤脾胃，如果出现肚子胀、厌食、大便稀且有酸臭味等症状，宝宝就是积食了。

积食的调理措施

· 晚上辅食最好清淡些，以免增加肠胃负担

宝宝晚上吃得太晚、太腻、太饱，对肠胃都不利。因为晚上宝宝的肠胃蠕动减慢，吃多了会增加肠胃负担，不利于消化吸收。

宝宝晚餐最好吃些清淡的食物，如粥、汤、素菜等。进餐时间最好在18点左右，且吃八成饱即可。此外，如果晚上吃肉的话最好选择脂肪含量低的鸡胸肉、鱼肉等。甜点、甜饮料、油炸食品尽量不要在晚上吃。

· 捏捏脊，健脾益胃、防积食

宝宝俯卧床上，妈妈用拇指、食指和中指合作，顺着脊背正中肌肉从尾椎骨一直捏到脖子。捏起肌肉和皮肤，放开，再捏起肌肉和皮肤，再放开，不断重复。

此外，需要注意的是捏脊不必拘泥于穴位，因为脊柱及其两侧正是督脉和足太阳膀胱经的行走路线，捏脊可以刺激两条经络。

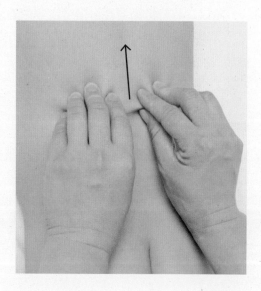

· 推天河水辅助治疗积食

天河水在前臂正中，腕横纹至肘横纹成一直线。妈妈可以用食指和中指指腹自孩子腕部向肘部直推天河水 100 ~ 300 次，对宝宝积食有辅助治疗效果。

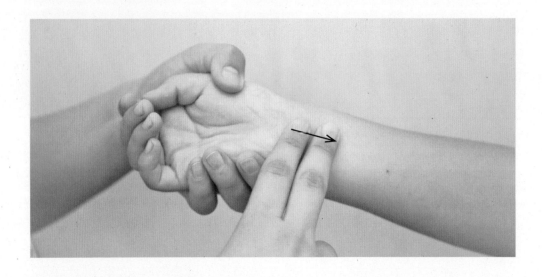

· 多让宝宝到户外运动

很多宝宝白天由爷爷奶奶照顾，由于老人、孩子下楼不是很方便，使得宝宝的户外活动较少，吃得多、运动少，长此以往，宝宝很容易积食。

所以，爷爷奶奶要经常带宝宝到户外活动，不要一吃饱就让宝宝坐着或躺着。1 ~ 2 岁的宝宝活动能力已经很强了，可以多带宝宝到户外走一走，以促进肠胃蠕动，加速消食。

马医生贴心话

宝宝是饿不着的

俗话说"要使小儿安，三分饥与寒"，这是有科学道理的，但现在许多家长生怕孩子饿着，总是想办法让孩子多吃，除了三餐还有各种零食，一旦吃多了又开始吃健胃消食片，这对宝宝的消化吸收功能非常不利，对身体健康也是有害的。因此，良好的饮食习惯、多样化的食物、适当的食量非常重要。

宝宝断奶后便秘怎么办

宝宝之前一直母乳喂养，断奶后改吃配方奶，易造成肠道不适应，加上奶粉不如母乳好消化，导致大便干结，从而形成便秘。另外，断奶后饮食太软或量不够也可能造成大便困难。如果宝宝出现大便量少、干燥，或大便难以排出、排时有疼痛感，或腹部胀满，或食欲减退等表现时，可能是便秘了。建议参考下面的方法来缓解。

选择含双歧杆菌的配方奶

近年来，有研究表明改善肠道微生物可软化大便，如用双歧杆菌口服制剂有助于缓解便秘，一些奶粉生产商会将这类细菌直接加入奶粉中，以使宝宝易于排便，妈妈不妨选购这类奶粉。但服用益生菌只能是一时之需，不能作为长期手段。冲调这类配方奶时一定要注意水温不能过高，过高的水温会使益生菌丧失活性，建议用 40℃左右的水来冲调。

增加润肠食物

宝宝便秘时，可适当增加润肠食物。给宝宝做辅食时，除了高营养的蛋、瘦肉、肝和鱼外，还要增加膳食纤维较多的蔬菜、水果，如菠菜、油菜、白菜、芹菜、香蕉等。大一些的宝宝可以增加一些五谷杂粮，如红薯、玉米、大麦等，坚果、香油等也有助于预防便秘。

使用开塞露

宝宝若数日未解大便，没有食欲，可考虑使用开塞露通便。使用开塞露只是暂时刺激排便，只要使用时没有粗暴地损伤肛门和直肠，不会带来太大伤害。给宝宝使用开塞露时应注意以下几点：

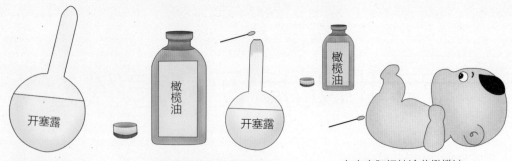

选择儿童剂量的开塞露。

在开塞露药物瓶颈部开口处涂些橄榄油。

在宝宝肛门处涂些橄榄油。

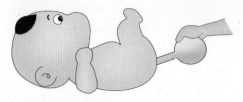

将开塞露瓶颈缓慢插入肛门，挤出药液。

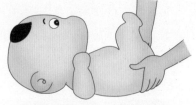

拔掉开塞露颈部后，用手夹住肛门，保持数秒即可。

巧用清凉油

准备一瓶清凉油，最好是白色的那种。用清凉油在宝宝肚脐周围薄薄地抹一层（一定别多抹了，否则宝宝娇嫩的皮肤受不了），再在后背与肚脐相应的位置也抹一层，稍加按摩，这样过1～2小时，宝宝就开始放屁了，慢慢就会排便了。如果一次无效，可以尝试2～3次。

揉揉肚子防便秘

每天睡觉前帮宝宝揉揉肚子，按顺时针方向轻揉5分钟左右，既能增强肠胃蠕动，也是一个哄睡的好方法。睡前揉肚子有助于宝宝起床后排大便。但揉肚子不要上下左右随便揉，因为大肠始于右下腹，终于左下腹，如果想把大便往外推，就得把它往出口那头赶，应该顺时针揉。

妈妈经验谈

可以选择乳果糖

生活中有些宝宝比较排斥用开塞露帮助排便，这时可以选择乳果糖。它是人工制成的人体不吸收的双糖，属于口服剂型，服用后在肠道内不被吸收，但具有双糖的高渗透活性，能使水、电解质保留在肠道而产生高渗效果，从而软化粪便，使其利于排出。由于乳果糖对肠壁没有刺激性，常用于治疗宝宝慢性功能性便秘。但使用乳果糖要遵医嘱，而且任何便秘都不能长期依赖药物。

宝宝餐喂养指南

喂养指南 1

母乳退居"次要地位"

如果个人条件允许，愿意坚持母乳喂养至2岁或更大，也没有什么问题。但母乳这时候已经不是宝宝食物选择的主角，一定要让宝宝养成饮食均衡，摄取多样化食物的好习惯。

在一些营养调查中发现，贫困地区母乳喂养的比例很高，但其中有的家庭机械地认为"母乳营养最好"，而不注重科学饮食，并因此造成了不少儿童严重营养不良的情况。

喂养指南 2

接近成人饮食，但还要强调碎、软

1岁以后宝宝的饮食模式逐渐向成人过渡，每天应该摄入包括谷物、肉、蛋、奶、蔬菜、水果等12种以上的食物。但这个阶段宝宝的消化系统还在发育中，此时不建议辅食比例过大，每天仍然需要保证约500毫升的奶量。饮食也不能和大人完全一样，在尝试大块食物的同时仍要强调碎、软，而且避免油炸、味道过重，以及刺激性的食物。

喂养指南 3

注重食物创意

这个阶段宝宝的求知欲和探索欲十分旺盛，好动，一般食物可能吸引不了他了。此时家长要多花些心思在食物的创意上，通过丰富的食材、造型和多变的口味，或者带有故事内容的创意套餐来吸引宝宝的注意力。

喂养指南 4

少量递进添加盐

12月龄内宝宝辅食不用额外加盐，但并不是说12月龄就是给宝宝辅食加盐的分水岭，其实只要宝宝能够接受无盐食物，就不必刻意加盐。如果宝宝对食物兴趣降低，则可少量递进添加食盐，这时要注意各种调味料、食材中的隐形盐，不要重复添加。

宝宝能吃多少就吃多少

喂养指南 5

在这个时间段，宝宝的身高和体重增长速度可能会有所减慢，这是正常的，不要为了让宝宝增重而强迫他多吃，宝宝吃多少就给多少即可。如果强行给宝宝吃得太多，反而会引发厌食。另外，如果突然增加食量，也会给肠胃带来负担。

挑选味淡的食物给宝宝

喂养指南 6

1岁的宝宝可以吃大人吃的大部分食物。但是注意应选择味淡的食物，并做成宝宝容易咀嚼的软度和大小喂给宝宝吃。

创造愉悦的进餐环境

喂养指南 7

1岁以后的宝宝一般会挑食，但这种情况往往是含有一定游戏成分的无意识行为，需要父母及时引导，避免养成坏习惯。

对于宝宝不喜欢吃的食物，父母应该改变烹调方法或间隔一段时间再喂食，避免强迫宝宝进食，否则会引起逆反心理。

对于1~2岁的宝宝来说，成长所需的大部分营养都来自正餐。为了保证宝宝对正餐的兴趣，饭前1小时应禁止吃零食或大量喝饮料，而且要创造愉悦的进餐环境。

马医生贴心话

宝宝吃多少零食合适

给什么样的零食，给多少零食，应该根据宝宝的现状来决定。对一日三餐都能好好吃且体重超重的宝宝，尽量只给一些应季的水果，不要给其他零食了。对那些咀嚼能力待加强的宝宝，应该给予苹果、梨片，或者一些酥脆饼干吃。饭量小的宝宝，可以吃强化铁饼干来补充营养。不喜欢吃肉的宝宝，可以吃奶酪等健康零食。

断奶并不意味着不喝奶

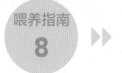

大多数宝宝会在 1 ~ 2 岁期间断奶，但断奶并不意味着不喝奶。1 ~ 2 岁的宝宝每天仍要保证 500 毫升左右的母乳或配方奶摄入，对牛奶适应良好的宝宝可以用牛奶代替配方奶。此外，为了避免宝宝长成"奶瓶嘴"，1 岁后宝宝要逐渐停止使用奶瓶，而用杯子喝奶。

饮食过于精细反而不好

太精细的饮食会造成宝宝某种或多种营养物质的缺乏，长期易引发一些疾病。因此，粗纤维食物对宝宝来说是不可缺少的。经常吃富含膳食纤维的食物，如芹菜、油菜等蔬菜，既能促进宝宝咀嚼肌、牙齿和下颌的发育；又能促进肠胃蠕动，提高胃肠消化功能，防治便秘；还具有预防龋齿的作用。妈妈在给宝宝做粗纤维含量高的饮食时，要做得软、烂，以便于宝宝咀嚼、吸收。

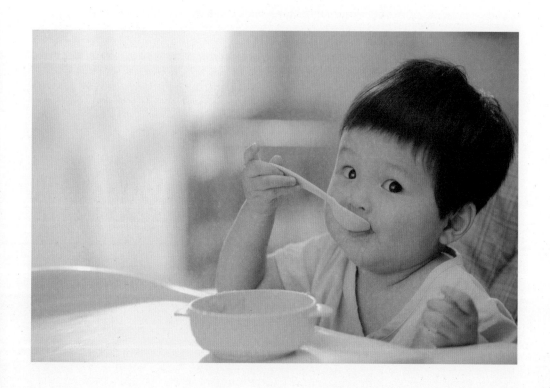

培养宝宝独立吃饭

喂养指南 10 ▶▶ 刚开始让宝宝自己进食时，应给宝宝准备不怕摔的小碗和小勺，试着在宝宝的碗中放少量食物，让宝宝学着用小勺吃饭。随着手眼协调能力的提高和手的精细动作能力的发育，经过一段时间的练习，宝宝自然就能用小勺自主进食并较少弄撒了。

耐心喂养，远离偏食、挑食

喂养指南 11 ▶▶ 这个阶段的宝宝，出现病理性偏食的可能性很小，偏食多是一时性的，是因为对某种新味道不能马上接受。

如果宝宝对某种食物过于喜欢就会拒绝其他的食物，长此以往就会发展成为偏食了。所以，妈妈要做的是：首先，适当调整宝宝对某种饮食的偏好，避免造成偏食。其次，不断变换食物做法，烹调时注意色、香、味、形，多变换花样，刺激宝宝的食欲，让宝宝接受多种多样的食物。最后，爸爸妈妈要耐心引导，比如给宝宝讲相关的绘本故事、以身作则树立榜样等，让宝宝不偏食。

如果宝宝不爱吃某种食物，妈妈可以偶尔用奖励的办法让宝宝试着吃下去。例如宝宝不爱吃蛋黄，妈妈可以许诺给宝宝买玩具。当宝宝吃下去后，妈妈一定要兑现承诺。

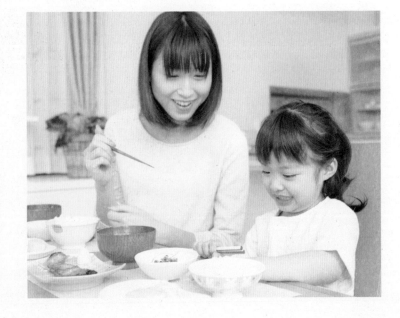

宝宝餐常见问题及应对

宝宝不愿吃米饭

要均衡摄取五大营养素，不一定非要喂米饭。愿意吃面的宝宝，可以多做些加蔬菜和肉的面食，很多宝宝吃面食的时候不咀嚼，但加点儿蔬菜就可以防止宝宝直接吞食。也可以给宝宝喂土豆汤等薯类食物。总之，先给宝宝喂点儿他喜欢的食物，这样能提高他对食物的期待感，食欲也会有所提高。

宝宝吃饭的速度过慢，怎么办

宝宝吃饭慢是有原因的，比如不愿意吃，食物坚硬，咀嚼需要花一段时间，到处走动不能集中注意力吃饭等，都容易造成宝宝吃饭慢。出现不愿吃或到处走动的情况，妈妈有必要主动调节宝宝吃饭的速度。如果宝宝仍不愿意吃饭时，要果断地收拾饭桌，并且下一顿饭之前不要给任何零食，宝宝肚子饿了，吃饭速度自然会变快。

宝宝只想吃零食，怎么办

宝宝如果习惯于甜味，就会觉得饭菜太淡，因此容易失去食欲。要渐渐减少给宝宝喂带甜味的零食，并相应诱导宝宝在饭菜中寻找甜味。如可以做带甜味的南瓜饭等，在饭桌上就满足宝宝对甜味的需求。

？ 不能坐下来安稳地吃饭怎么办

这个月龄的宝宝注意力集中时间很短，一般不超过 10 分钟。食欲不好、饭量小的宝宝是很少能安静坐下来吃饭的，而食欲好、饭量大的宝宝吃饱前是可以坐下来安静吃饭的，一旦吃饱了就会到处跑。这是因为宝宝对没有兴趣的事情，很难长时间集中注意力。爸爸妈妈可以给宝宝准备一个专门的餐椅，避免宝宝乱跑，帮助宝宝养成专心吃饭的习惯。

？ 酱油等食用调料是否需要按年龄结构来区分对待呢

其实，酱油等食用调料没有必要按年龄区分开，因为酱油是以大豆、小麦等为原料，经过预处理、制曲、发酵、浸出淋油及加热配制等工艺生产出来的调味品，主要含有氨基酸、酸类等营养成分。当然，酱油中还会有防腐剂等添加剂。儿童酱油与成人酱油没有太多区别，含盐量并不少。

马医生贴心话

宝宝较瘦也不要经常喂零食

宝宝的体重不增加时，不少父母就会频繁给宝宝喂食，这是不正确的。随时喂牛奶、水果、面包、蒸土豆等，表面上看是补充营养，实际上会导致宝宝食量减少。不少人认为，喂零食能补充身体所需的营养，但一两种零食不能像饭那样补充多种营养素，反而会降低宝宝在饭点时的饥饿感，影响正餐的摄入。宝宝越瘦，越应该规定好吃饭和吃零食的时间，避免养成随时喂食的坏习惯。

? 怎么才能知道宝宝一天摄入的钙是否充足

《中国居民膳食指南（2016）》指出1～4岁宝宝每日钙摄入量为600～800毫克。举例来说：一个18月龄的宝宝，一天需要600毫克的钙，来源可包括配方奶600毫升（含约300毫克钙）、基围虾100克（含约83毫克钙）、豆腐30克（含约49毫克钙）、小黄花鱼30克（含约23毫克钙）、小油菜100克（含约153毫克钙）。通过计算，宝宝摄入的总钙量为608毫克。然而，补钙要从钙的摄入量、吸收率和沉积率3方面来衡量。在宝宝消化吸收功能正常的前提下，每天晒30分钟的太阳，能大大提高钙的吸收率。

? 是否需要给宝宝吃膳食纤维补充剂

如果宝宝没有出现严重便秘等情况，说明仅从食物中就可以补充足够的膳食纤维，不需要额外添加膳食纤维补充剂。膳食纤维主要来源于植物性食物，如红豆、绿豆、黑豆、芸豆、豌豆等豆类，柑橘、苹果、鲜枣、猕猴桃、葡萄等水果，圆白菜、油菜、胡萝卜、菠菜、芹菜等蔬菜中都富含膳食纤维。

? 宝宝饭量小怎么办

不要勉强宝宝吃太多，一开始就直接给宝宝盛适当的量，然后让宝宝尽量吃完，让宝宝有成就感，这有助于调动宝宝吃饭的积极性；也可以让宝宝多活动，通过消耗体力来增加宝宝的食欲。

? 宝宝还离不开奶瓶怎么办

有些宝宝都2岁了还离不开奶瓶，这让很多人费解，其实这也不是什么大事，不必过于担心。究竟什么时候让宝宝离开奶瓶呢？现在还没有一个定论。但长期使用奶瓶有一定的负面影响：①对宝宝的牙齿、上下颌骨和唇部的生长发育不利；②影响宝宝的咀嚼功能。所以，妈妈可以用宝宝能够接受的其他容器喂奶，如杯子等。

? 宝宝吃饭时总是含饭怎么办

有的宝宝喜欢把饭菜含在口中，不嚼也不吞咽，这种行为俗称"含饭"。含饭的现象易发生在婴儿期，多数见于女宝宝，以父母喂饭者较为多见。

父母可有针对性地训练宝宝，让其与其他宝宝同时进餐，模仿其他宝宝的咀嚼动作，这样随着年龄的增长，宝宝含饭的习惯就会慢慢地得到纠正。

马医生贴心话

乳酸菌饮料可以代替牛奶、酸奶吗？

市场上常见的各种乳酸菌饮料虽然叫"××奶"，实际上含奶量非常少，其中蛋白质、脂肪、铁及维生素的含量都远低于牛奶。一般酸奶的蛋白质含量都在3%左右，而乳酸菌饮料只有1%，而且酸奶可以为宝宝提供足够的乳酸菌。因此，从营养价值上看，乳酸菌饮料远不如酸奶，绝对不能用乳酸菌饮料代替牛奶、酸奶。

第6节

宝宝餐推荐

宝宝每日膳食安排

上午	07:00	配方奶和 / 或母乳，加辅食，可尝试家庭早餐
	10:00	母乳和 / 或配方奶，加水果或点心
	12:00	各种宝宝餐，鼓励宝宝尝试淡口味的成人饭菜
下午	15:00	母乳和 / 或配方奶，加水果或点心
	18:00	各种宝宝餐，鼓励宝宝尝试淡口味的成人饭菜
晚上	21:00	母乳和 / 或配方奶

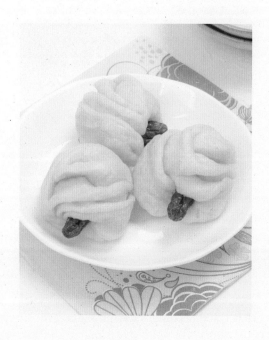

枣花卷

材料　面粉 100 克，红枣 10 克，发酵粉
　　　　1 克。

做法

1 面粉、发酵粉加水和成面团，面团发
酵好后要揉透，然后搓成长条，揪成
剂子，擀成长饼，并刷一层食用油。

2 把面饼卷起，两头各放一颗枣，入锅
蒸熟即可。

营养功效 ————————

枣花卷容易消化和吸收，可促进宝宝成长。

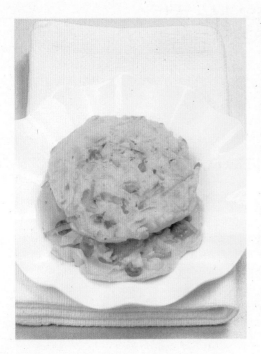

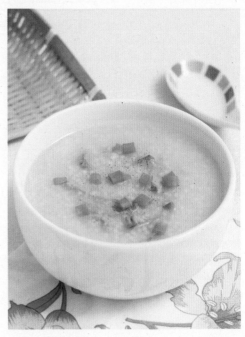

蔬菜饼

材料 圆白菜、胡萝卜各30克，豌豆20克，面粉50克，鸡蛋1个。

做法

1 将面粉、鸡蛋和适量水和匀成面糊。

2 圆白菜、胡萝卜洗净，切细丝，与豌豆一起放入沸水中焯烫一下，捞出，沥干，和入面糊中。

3 将面糊分数次放入煎锅中，煎成两面金黄色的饼即可。

营养功效 ——

蔬菜饼中含有胡萝卜素、B族维生素、维生素C、膳食纤维等，有利于补充维生素。

鸡肝小米粥

材料 鲜鸡肝、小米各100克，香葱末、盐各适量。

做法

1 鸡肝洗净，切碎；小米淘洗干净，与鸡肝一同放入锅中，加适量水煮。

2 粥煮熟之后，用盐调好口味，再撒上些香葱末即可。

营养功效 ——

鸡肝富含血红素、铁、锌、铜、维生素A和B族维生素等，是宝宝补血的首选食品，与小米做成粥后，味道鲜美，易于宝宝消化。

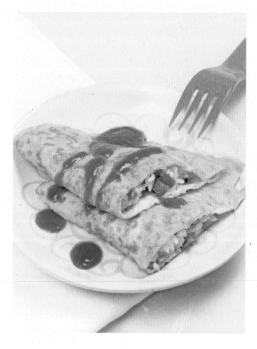
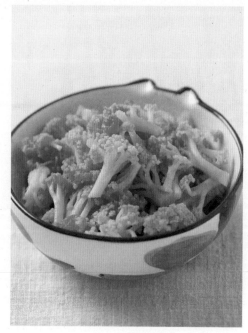

蛋包饭

材料 米饭 100 克，小油菜 50 克，火腿 30 克，鸡蛋 1 个，番茄酱 10 克，橄榄油少许。

做法

1 小油菜洗净，烫熟，切碎；火腿切小丁。

2 锅内倒油烧热，放入火腿丁、米饭炒松，再加入切碎的小油菜炒匀后盛起。

3 鸡蛋磕开，打散，搅匀，煎成鸡蛋皮。

4 将炒好的米饭均匀地放在鸡蛋皮上，再把鸡蛋皮对折即可起锅，最后将适量的番茄酱淋在蛋包饭上即可。

茄汁菜花

材料 菜花 80 克，番茄 1 个，盐少许。

做法

1 菜花洗净，去掉老梗，掰成小朵，用沸水焯烫断生；番茄洗净，去皮，切块。

2 油锅烧热，放入番茄块不停翻炒至出汤汁。倒入焯好的菜花，继续大火翻炒至菜花熟。如果汤汁还是比较多，可以用大火收汁，出锅前加盐调味即可。

营养功效 ————

菜花富含维生素 C，有助于改善宝宝免疫力；与番茄同炒，不仅使口味变得酸甜可口，还增加了色彩的点缀。

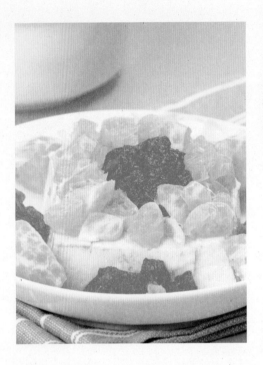

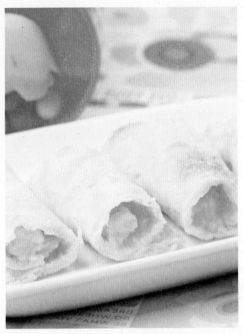

水果豆腐

材料 嫩豆腐30克,草莓、番茄各15克,橘子3瓣。

做法

1 嫩豆腐洗净,倒入开水锅中煮熟,捞出。

2 草莓洗净,去蒂,切小块;橘子切小块;番茄洗净,去皮、去籽,切小块。

3 将嫩豆腐、草莓块、橘子块、番茄块放入碗中,拌匀即可。

营养功效 ——————
豆腐含有丰富的蛋白质和不饱和脂肪酸,宝宝常吃豆腐可以改善身体免疫力。

蛋皮鱼卷

材料 鸡蛋2个,鱼肉泥40克。
调料 葱末、姜汁、盐各适量。

做法

1 鱼肉泥用葱末、姜汁及少许盐调味,蒸熟;鸡蛋敲破后放碗中打散。

2 小火将平底锅烧热,锅底涂一层油,倒入蛋液摊成蛋皮,蛋皮将熟时放入熟鱼肉泥,将其卷成卷;出锅后切成小段,装盘即可。

营养功效 ——————
鱼肉和鸡蛋都富含健脑所需的营养素,有助于促进宝宝大脑的健康发育。

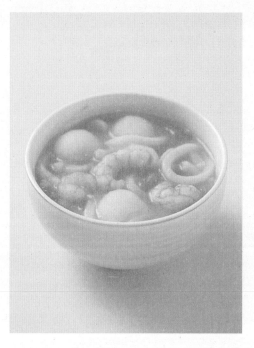
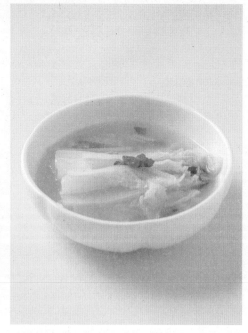

虾仁乌冬面

材料 乌冬面 30 克，虾仁 3 个，番茄
半个，冬瓜 100 克。

调料 盐少许。

做法

1 虾仁洗净，挑去虾线；番茄洗净，去
皮，切小块；冬瓜洗净，用勺挖出 3
个冬瓜球。

2 油锅烧热，放入番茄块炒出汤汁。

3 加适量水，烧开后放入虾仁、冬瓜
球，再次烧开后放入乌冬面，煮至面
熟，加盐调味即可。

营养功效 ————————

虾仁是一种非常方便烹饪的海产品，而
且是锌、钙、硒的重要来源。

上汤娃娃菜

材料 娃娃菜 100 克，草菇 2 朵，葱花、
姜丝、枸杞子各适量。

调料 盐少许。

做法

1 草菇洗净，切小块；枸杞子洗净；娃
娃菜去掉老帮，对半切开，一片片洗
净后焯熟，备用。

2 油锅烧热，放葱花和姜丝煸出香味，
加清水煮开，下草菇块煮 10 分钟，
加盐调味，将其淋在准备好的娃娃菜
上，装盘后点缀枸杞子即可。

营养功效 ————————

娃娃菜味道甘甜，可以为宝宝提供丰富
的维生素 C、硒、钾等营养素。

教宝宝用餐具：勺子、水杯

　　宝宝到了 1 岁以后，就需要自己练习拿勺子、水杯了，可是这些器具怎么教给宝宝用呢？

勺子

1 ▶▶ 选择勺柄短、勺碗深的勺子

　　对于初学使用勺子的宝宝，宜选择勺柄短、勺碗深的勺子，这样宝宝可以比较稳地拿住这种勺子，也能更容易舀到碗里的食物。

2 ▶▶ 注意宝宝拿勺子的手势

　　宝宝抓勺子大部分习惯抓勺子的尾巴，这样食物容易掉落，因此大人在教宝宝使用勺子的时候，要注意宝宝的手拿勺子的位置，正确位置应在勺子中段，并且教孩子模仿大人拿勺子，不宜呈拳头形状。

3 ▶▶ 教宝宝自己用勺子

　　宝宝刚开始用勺子时，大人可以将食物放在宝宝面前，然后在边上看着宝宝用勺子吃饭，并根据宝宝的情况随时提供帮助。等到宝宝自己能将食物送到嘴里的时候，即使食物有撒落，也要让宝宝自己吃，大人可在边上帮助宝宝固定盛食物的碗，方便宝宝用勺子吃饭。

水杯

1 ▶▶ 选择适合的水杯

　　初学"喝水"这个动作的宝宝，可选择学饮杯，随着宝宝年龄的增加，可以选择质地轻薄、杯口比较大的塑料杯子，这样宝宝拿起来比较方便，大杯口不会撞到鼻子，且薄杯子更方便宝宝的嘴唇活动。

2 ▶▶ 让宝宝学会调节水杯的角度

　　宝宝喝水的时候，大人可以帮宝宝扶住水杯，这样次数多了，宝宝就会自己掌握水杯适宜倾斜的角度。

3 ▶▶ 锻炼宝宝自己喝水

　　1.5 岁以后的宝宝喝水时，大人可以在一旁提醒宝宝慢慢喝，注意饮水量，避免喝水太猛而呛着。大人给宝宝的水杯装水不宜过满，并锻炼宝宝自己用两只手抓住水杯，慢慢喝水。

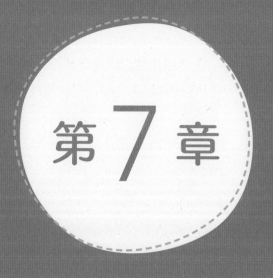

第7章

常见病辅食，
帮助宝宝应对各种不适

感　冒

感冒是宝宝的常见病，主要侵犯宝宝的呼吸系统。鼻感染后常出现并发症，可涉及邻近器官，如喉、气管、肺、耳、眼，以及颈淋巴等。

宝宝感冒的原因

由各种病源引起的上呼吸道急性感染，俗称"感冒"。感冒是小儿最常见的疾病，其中90%以上为病毒引起的急性上呼吸道感染。鼻病毒、呼吸道合胞病毒、流感病毒等为主要的致病微生物。病毒感染后可继发细菌感染，最常见的为溶血性链球菌，其次为肺炎链球菌、流感嗜血杆菌等。宝宝日常护理不当，如被动吸烟、受凉等易引发上呼吸道感染。此外，某些营养素的缺乏，如维生素D、铁、锌等缺乏均会使宝宝容易感冒。

喂养指南

1 喝点热饮，减少流鼻涕。1岁以上的宝宝可以适当喝点蜂蜜水、姜糖水或橙汁。

2 多吃富含维生素C的新鲜蔬果，有助于缓解症状。多吃富含维生素E的蔬菜水果，可以改善宝宝的免疫功能，增强抗病能力。

3 忌食油腻、生冷、刺激性食物，因为宝宝感冒本身就属于内环境紊乱的表现。如果这期间再吃一些油腻、生冷、刺激性的食物会加重宝宝的肠胃负担，以致加重宝宝病情。

 马医生贴心话

什么情况下需要就医

一般来说，宝宝发热超过39℃并持续1天以上，且经物理降温无效的，或有咳嗽症状持续3天以上，或伴有皮疹、喘息、声音嘶哑、面色苍白或紫青色、明显的呕吐、腹泻、精神萎靡、食欲差等情况时必须及时就诊。

推荐食谱

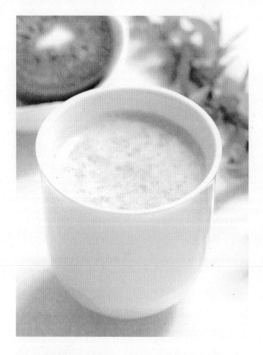

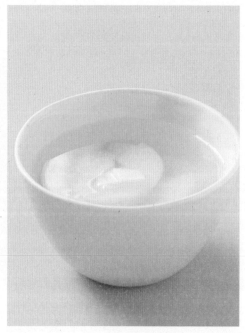

狝猴桃橙汁

材料 狝猴桃半个，橙子半个。

做法

1 将橙子去皮、核，狝猴桃去皮，一起放入果汁机中打碎。

2 将搅打的混合液倒入杯中即可。

营养功效 ————

狝猴桃有"维生素 C 之王"之称，一个狝猴桃能提供一个人一天维生素 C 需求量的两倍多，对提高宝宝抵抗力很有益处。

生姜梨水

材料 雪梨1个，生姜1小块。

做法

1 雪梨洗净，去皮、核，切片；生姜洗净，切片。

2 雪梨片、生姜片放入锅中，加入适量水，煮成汤即可。

营养功效 ————

生姜性温，有发汗解表的功效，对辅助治疗风寒感冒有益；雪梨性凉，有清热生津的功效，有利于缓解口渴等症状。

第2节

发　热

发热是宝宝的常见症状之一，许多疾病会引起发热。如果发热持续时间过长或体温过高，会使体内蛋白质、脂肪、维生素大量消耗，出现机体代谢紊乱。

宝宝发热的原因

发热是机体免疫系统清除感染源的表现之一。正常情况下，下丘脑的体温调节中枢会通过调控机体产热或散热来将体温维持在37℃左右。当致病微生物侵入宝宝身体后，为了对抗致病微生物的侵袭，下丘脑的体温调节中枢会通过调控使机体的产热增加，体温升高，从而使人体的免疫系统反应性增强。这种情况的发热是对身体的保护。

但体温过高会导致病理性损害，如果宝宝体温超过38.9℃，则应及时就医，找到发热原因，及时降温，避免高热惊厥。

喂养指南

1 1岁以内的宝宝，当发热时无其他症状，可适当进食一些补充电解质的食物，如柑橘、香蕉、米汤或面食等。当发热严重时应暂时禁食，以减轻胃肠道负担，同时请医生诊治。

2 1岁以后的宝宝，若发热时无其他症状，以流质、半流质饮食为主，如牛奶、米汤、绿豆汤及各种鲜果汁。

 马医生贴心话

发热的利与弊

利：身体健康的保护伞。发热是一些疾病初期的一种防御反应，能产生对抗致病微生物的抗体，抵抗一些致病微生物对身体的伤害，保持身体健康。

弊：毁坏身体健康的蛀虫。发热，尤其是高热，会促使大脑皮层处于过度兴奋或高度抑制的状态，如烦躁不安、昏睡等，导致宝宝食欲缺乏、便秘等，增加身体内器官的"工作量"，还会导致人体防御疾病的能力下降。

推荐食谱

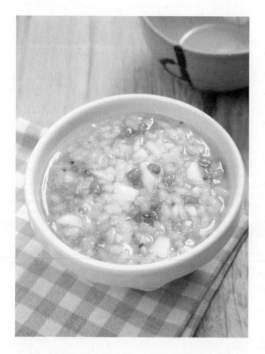

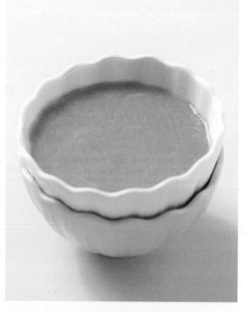

荸荠绿豆粥

材料 荸荠 30 克，绿豆 40 克，大米 20 克。

做法

1 荸荠洗净，去皮切碎；绿豆洗净，浸泡 4 小时后蒸熟；大米洗净。

2 锅置火上，倒入荸荠碎和清水，煮成汤水。

3 另取锅置火上，倒入适量清水烧开，加大米煮熟，加入蒸熟的绿豆稍煮，倒入荸荠汤水搅匀即可。

西瓜番茄汁

材料 西瓜瓤 30 克，番茄半个。

做法

1 西瓜瓤去籽；番茄洗净后用沸水烫一下，去皮去蒂。

2 将滤网或纱布清洗干净，滤取西瓜和番茄的汁液，混匀即可。

营养功效

西瓜番茄汁口感好，宝宝可能会比较喜欢喝，但不能用其代替白开水。因其糖分和热量比较高，长期代替白开水喝，宝宝易肥胖。

第**3**节

咳　嗽

咳嗽是宝宝常见的一种呼吸道不适症状，当喉咙、气管的神经末梢或肺部受到刺激时，人体就会发生一种神经反射，迫使肺内气体通过气道咳出。治疗宝宝的咳嗽，最重要的是找到引起咳嗽的原因，然后对症治疗。

宝宝咳嗽的原因

- **风寒咳嗽**

  往往是因为身体受寒引起的。

- **过敏性咳嗽**

  通常与外界过敏原刺激有关。

- **气管炎、支气管炎咳嗽**

  细菌或病毒入侵气管、支气管引起的咳嗽，支气管炎导致的咳嗽往往特别厉害，宝宝非常难受。

- **积食性咳嗽**

  由积食引起，最典型的症状是白天不咳，晚上一平躺就咳个不停，且伴有厌食、手心发热等症状。

- **风热咳嗽**

  主要是受热邪或内热重引起的。

喂养指南

1 宝宝咳嗽期间的饮食要以清淡为主，在保证营养的同时，食物应易消化、吸收。

2 要喝足够的水来满足患儿生理代谢的需要。因为充足的水分可帮助稀释痰液，使痰易于咳出。需要注意的是，绝不能用饮料来代替白开水。

3 维生素 C 是体内的清道夫，有助于清除体内的毒素。食用富含维生素 C 的食物有助于缓解咳嗽、打喷嚏等症状。

 马医生贴心话

什么情况下需要就医

咳嗽伴有呼吸困难、喘鸣、呕吐或皮肤青紫；咳嗽影响宝宝进食和睡觉，且伴有发热；被食物或其他物体呛到后出现剧烈咳嗽时，应马上就医。3 个月以下的宝宝如出现咳嗽，应及时就医。

推荐食谱

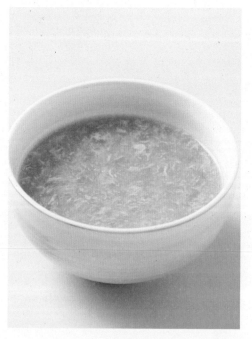

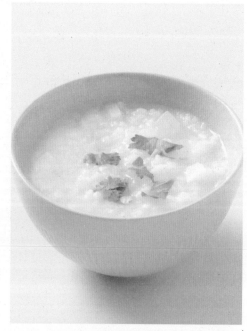

香芹洋葱蛋黄汤

材料 蛋黄1个,香芹10克,洋葱30克,鸡汤、水淀粉各适量。

做法

1 香芹洗净,切碎;洋葱洗净,切碎;蛋黄打散。

2 锅中加水,将鸡汤、香芹碎和洋葱碎煮开,将蛋黄液慢慢倒入汤中,轻轻搅拌。

3 锅中倒入水淀粉烧开,至汤汁变稠即可。

营养功效 ————

具有除风祛寒的作用,适合风寒咳嗽的宝宝食用。

白萝卜山药粥

材料 白萝卜50克,山药20克,大米40克,香菜末4克,香油1克。

做法

1 白萝卜洗净,去皮,切小丁;山药洗净,去皮,切小丁;大米洗净,用水浸泡30分钟。

2 锅置火上,加适量清水烧开,放入大米,用小火煮至八成熟,加白萝卜丁和山药丁煮熟,撒香菜末,淋上香油即可。

营养功效 ————

具有补脾养胃、止咳化痰的作用,适合给宝宝补肺化痰。

腹　泻

腹泻是宝宝常见的一种疾病。当宝宝频繁出现水样或较稀的大便，且大便颜色为浅棕色或绿色，即可判断宝宝出现了腹泻。

宝宝腹泻的原因

· 着凉

吃了过凉的食物或受凉导致的腹泻，腹部会出现"咕噜噜"的声音，可伴随感冒症状。这时宝宝会排出一些气味淡、色浅的大便。

· 消化道敏感

可能会出现持续反复，多为食物过敏或不耐受所致腹泻。大便颜色发黄，饭后即泻，可伴有皮疹等皮肤改变。

· 积食

宝宝积食时多有发热，上腹胀满，打饱嗝或者呕吐的表现。大便有酸臭味或臭鸡蛋味，有时还会夹带未完全消化的食物。

喂养指南

1　腹泻可能导致宝宝身体内的水分流失，引起脱水症状。这时候一定要给宝宝及时补充水分，可以喂口服补液盐、白开水、鲜榨滤渣蔬果汁等。

2　吃母乳的宝宝即使是腹泻，只要情况不严重，也可以继续吃母乳。在腹泻特别严重时，需要适当减少一些母乳量。

3　宝宝腹泻症状不严重时，和往常一样喂食即可，避免喂油腻或寒凉的食物，以减轻胃肠负担。已添加辅食的宝宝，腹泻时喝一些米汤有助于缓解腹泻。

4　慎食导致腹胀的食物，例如黄豆、绿豆、红豆等，会使腹内胀气，加重腹泻；忌食高糖食物，例如糖果、甜点等，因为糖在肠内会引起发酵而加重腹泻。

推荐食谱

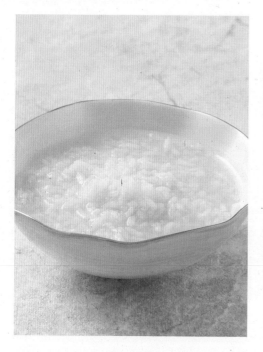

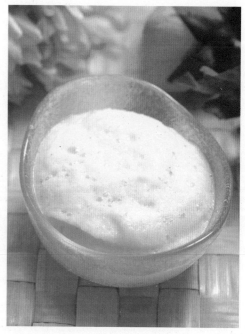

炒米粥

材料 大米 50 克。

做法

1 把大米放到锅里用小火炒至米粒稍微焦黄。

2 用炒米煮粥即可。

营养功效 ————————

用炒米煮粥，止泻效果明显。此粥适用于因为食滞而导致的腹泻，或感染不太严重的腹泻。

山药苹果泥

材料 山药 50 克，苹果 30 克。

做法

1 山药洗净，去皮，切块后上锅蒸熟；苹果洗净，去皮和核，切成小块。

2 将山药块和苹果块放入搅拌机打成泥即可。

营养功效 ————————

苹果富含果胶、苹果酸、维生素等，搭配山药一起食用，有缓解腹泻的功效。

第5节

便 秘

妈妈需要观察宝宝的排便情况，不能只因排便次数少就判断宝宝便秘了，腹部胀满，排便过程中费力哭闹，大便干硬，才是便秘的表现。

宝宝便秘的原因

· 母乳蛋白质、脂肪含量过高

妈妈的饮食情况直接影响母乳的质量，如果妈妈顿顿喝猪蹄汤、鸡汤等富含蛋白质、脂肪的汤类，乳汁中的蛋白质、脂肪就会过多，宝宝吃母乳后吸收不了，就可能出现便秘或腹泻。

· 宝宝不适应配方奶

人工喂养的宝宝可能对某个品牌的配方奶不适应，喝了后易便秘。另外，如果在冲调配方奶时擅自加大奶粉的量，把配方奶冲得太浓，使奶液中的蛋白质增多，水分补给不足，也容易引起宝宝便秘。

· 辅食结构不合理

如果宝宝一日三餐很规律，但不喜欢吃蔬菜、水果，不爱喝水，只喜欢吃肉，则饮食中膳食纤维含量过少。

又或者宝宝辅食太精细，不利于刺激肠道蠕动。上述情况均会导致食物在肠道内停留时间延长，水分被过度吸收，进而引起便秘。

喂养指南

1 对于纯母乳喂养的宝宝，哺乳妈妈要注意多吃蔬菜、水果和全谷物，多喝水。对于人工喂养的宝宝，妈妈一定要按产品说明冲调奶粉。

2 已经添加辅食的宝宝，宜控制肉蛋类摄入，适当增加红薯、南瓜、梨、西梅等富含膳食纤维的食物。

3 当宝宝适应辅食后，忌辅食过于精细，过于精细的辅食食物残渣少，容易导致宝宝膳食纤维摄入不足，而引起便秘。当然也不能为了预防便秘而食物加工特别粗糙，颗粒大小要以适合宝宝月龄为准则。

推荐食谱

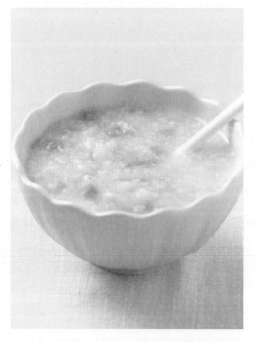

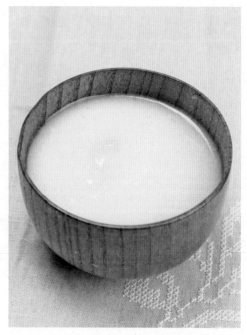

红薯菜粥

材料 大米 40 克，红薯 1/4 根，圆白菜 2 片。

做法

1 大米洗净后浸泡 30 分钟，红薯洗净去皮，切成小丁；圆白菜洗净，切碎。

2 把大米和红薯丁一起放入锅中煮成粥。

3 放入圆白菜碎，熟透后熄火即可。

营养功效 ————

红薯富含膳食纤维，煮粥食用有利于促进肠道蠕动，缓解宝宝便秘。

香蕉米糊

材料 香蕉 40 克，婴儿米粉 15 克。

做法

1 香蕉剥皮，用小勺刮出香蕉泥。

2 用温水将米粉调开，放入香蕉泥调匀即可。

营养功效 ————

香蕉米糊色、香、味都很适合宝宝，而且含有一定的膳食纤维，能帮助宝宝消化，缓解宝宝便秘。

厌 食

宝宝厌食又称消化功能紊乱，是指长期食欲减退，甚至讨厌进食的一种疾病，主要表现为对吃饭没有兴趣，挑食。厌食会导致营养摄入不足而影响宝宝的身体发育。

宝宝厌食的原因

· 宝宝吃零食过多

有些宝宝每天在饭前吃大量的高热量零食，没有饥饿感，所以到了吃正餐的时候根本就没有食欲，过后又以点心充饥，造成恶性循环，于是就形成了厌食。

· 缺乏某些营养素

宝宝体内缺乏锌、钙、铁、B族维生素等营养素。

· 药物影响

许多药物，尤其是抗生素容易引起恶心呕吐，如红霉素、磺胺类药物等可导致厌食。

· 家长强迫进食

很多家长为了让宝宝多吃一点，强迫宝宝进食，从而影响宝宝的情绪，形成条件反射性拒食，尔后发展为厌食。

· 活动量不足

宝宝的户外活动少，活动量不足，使宝宝的消耗减少，就不容易产生饥饿感。

喂养指南

1 宝宝饮食应定时定量。妈妈要帮助宝宝养成吃饭定时定量、少吃零食、不偏食的饮食习惯，给宝宝安排食材种类丰富的宝宝餐，注意营养平衡，为宝宝营造舒适的就餐环境。

2 吃些山楂、白萝卜等消食健脾的食物。妈妈可以给宝宝吃些消食健脾的食物，如山楂、白萝卜等，可加强脾胃运化功能，起到缓解宝宝厌食的作用。

3 及时补锌。对于由于缺锌导致的厌食，妈妈可以给宝宝吃些含锌丰富的食物，如牡蛎、猪肝、花生、核桃等。但如果宝宝缺锌严重的话，就应根据医生的建议选择药物补锌。

推荐食谱

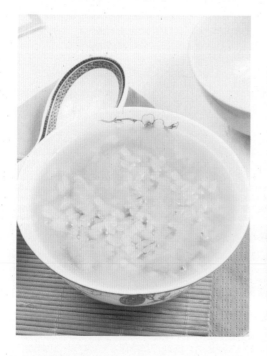

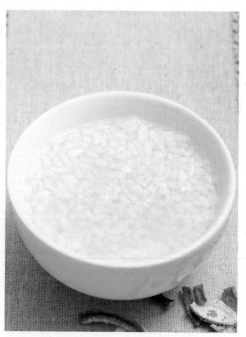

山楂粥

材料　山楂 10 克，大米 20 克。

调料　白糖少许。

做法

1 先将山楂洗净，入砂锅中煎取浓汁；大米洗净，浸泡 30 分钟。

2 将山楂汁去渣后和大米、白糖一起加水煮成粥。

营养功效

山楂含大量的维生素 C 及酸性物质，如苹果酸、柠檬酸、山楂酸等，可增加胃液中的淀粉酶、脂肪分解酶等，起到帮助消化的作用。

陈皮粥

材料　陈皮 10 克，大米 25 克。

做法

1 陈皮洗净，放入锅中，加适量水，煎取药液，去渣取汁；大米洗净，浸泡 30 分钟。

2 锅置火上，加适量水和陈皮汁烧开，放入大米熬粥即可。

营养功效

陈皮所含的挥发油有利于胃肠积气排出，能促进胃液分泌，有助于消化，适合厌食宝宝食用。

贫 血

贫血是宝宝在婴幼儿时期比较常见的一种症状，爸爸妈妈们一定要注意，长期贫血可影响到宝宝心脏功能及智力发育。贫血的宝宝可出现面色苍白或萎黄，容易疲劳，抵抗力低等症状。

宝宝贫血的原因

贫血的种类较多，宝宝贫血应先由医生诊断确定宝宝属于哪一种贫血。如果贫血是由于缺铁造成的，除了在医生指导下服用药物外，可以搭配饮食辅助治疗。宝宝出生后6个月，从妈妈体内得到的铁质已经不能满足成长的需要，而母乳中铁含量也在降低，所以妈妈要开始有意识地在辅食中合理添加含铁食物。

 马医生贴心话

菠菜不是补铁绝佳食材

菠菜含铁量虽高，但其所含的铁很难被肠道吸收，而且菠菜还含有一种叫草酸的物质，很容易与铁作用形成沉淀，使铁不能被人体吸收，从而失去补血的作用，所以不要用菠菜煮水来给宝宝补铁。

此外，菠菜中的草酸还易与钙结合成不易溶解的草酸钙，影响宝宝对钙质的吸收。

喂养指南

1 适量吃些酸性水果。酸性食物能增加胃内酸的含量，促进铁质的吸收和利用，所以平时可以给宝宝适量吃些酸性水果。如苹果、番茄、葡萄、橘子等。

2 铁和维生素C搭配，提高吸收率。动物性食物一般均含有铁，植物性食物一般均含有维生素C，建议宝宝动、植物性食物同食，这样可增加铁的吸收率。另外，妈妈制作辅食时，可多选取一些含铁量高的食材，从日常饮食中增加宝宝对铁的摄入量。

含铁量较高的食物
瘦肉、猪肝、虾皮、鸡蛋、海带、木耳、香菇等

含维生素C丰富的食物
樱桃、橙子、草莓、猕猴桃、油菜、小白菜、菜花等

推荐食谱

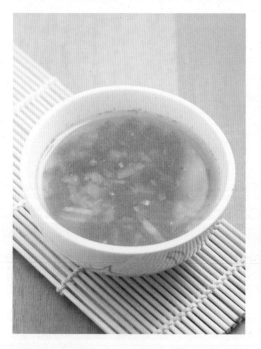

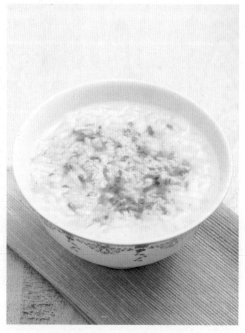

番茄肝末汤

材料 番茄40克，猪肝、洋葱各20克。

做法

1 将猪肝洗净，剁碎；番茄用开水烫一下，去皮，切末；洋葱剥皮，洗净，切碎备用。

2 将猪肝碎、洋葱碎同时放入锅中，加入水煮开，最后加入番茄末拌匀即可。

营养功效

猪肝富含铁质，与富含维生素C的番茄一起食用，更有助于宝宝对铁质的吸收。

猪肝瘦肉粥

材料 鲜猪肝15克，猪瘦肉、大米各25克。

调料 盐、香油各少许。

做法

1 将猪肝、猪瘦肉分别洗净，剁碎，加入香油、盐，拌匀；将大米洗净，浸泡30分钟。

2 将泡好的大米放入锅中，加适量清水，煮至粥将熟时，加入拌好的猪肝碎、猪瘦肉碎，再煮至肉熟即可。

第8节

水　痘

水痘是高传染性的感染性疾病，是由水痘病毒引起的。水痘病毒通常有2～3周的潜伏期，宝宝发病后出现水疱样皮疹。

宝宝出水痘的原因

水痘病毒主要通过飞沫（打喷嚏、咳嗽等）、与受感染人近距离接触或直接接触疱疹而传染。水痘病毒一般存在于宝宝的口腔、鼻腔中。6个月以下的宝宝由于从母体中获得抗体，一般不会发生水痘，但6个月以上的宝宝接触水痘病毒后，80%～90%的宝宝会发病。因此，在宝宝接种水痘疫苗之前，不要让他接触水痘病毒是最好的保护方法。

 马医生贴心话

避免抓破水泡

宝宝出水痘后，要及时给宝宝剪短指甲，并告诉宝宝不要去抓痒；如果宝宝太小，听不懂大人的话，要用纱布做成手套给宝宝戴上，否则会在皮肤上留下瘢痕。

喂养指南

1 吃些易消化的流质食物。宝宝出水痘后，会因瘙痒而变得烦躁，甚至不想吃食物。这时妈妈可以给宝宝准备一些色、香、味俱全的流质食物或软食，如荸荠水、金银花粥等。

2 多喝水，促进毒素排出。宝宝得了水痘后，让宝宝多喝水，加速体内毒素排出，对调理水痘有一定的效果。如果宝宝不喜欢喝白开水，可以给宝宝喝些柠檬薏米水等，也能起到补水的作用。

3 忌食温热、辛燥、刺激性的食物。姜、蒜、葱、韭菜、洋葱、芥菜、蚕豆、荔枝、桂圆、羊肉、海虾、海鱼、酸菜、醋等，这些食物属于温热、辛燥、刺激性的食物，得了水痘的宝宝要少吃，否则不利于水痘的消退，反而可能使水痘增多、变大，延长病期。

推荐食谱

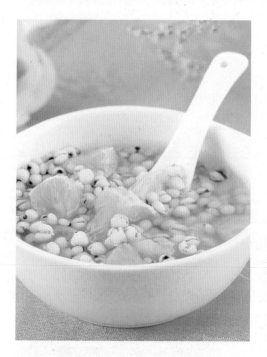

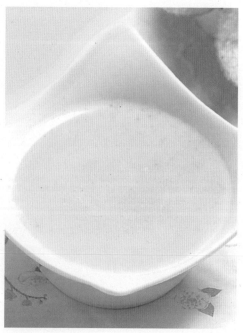

薏米橘羹

材料 橘子 80 克，薏米 30 克。

调料 水淀粉适量。

做法

1 薏米洗净，用清水浸泡 4 小时；橘子剥皮，掰成瓣，切成丁。

2 锅置火上，加入适量清水，放入薏米，用大火煮沸后，改小火慢煮至烂熟时加橘子丁烧沸，水淀粉勾稀芡即可。

营养功效

橘子含丰富的维生素、矿物质，有清热解毒的功效。

百合薏米糊

材料 薏米 50 克，鲜百合 30 克。

调料 冰糖 3 克。

做法

1 薏米淘净，清水浸泡 2 小时；鲜百合洗净，剥成小片。

2 薏米、百合倒入全自动豆浆机中，加水至上下水位线之间，按下"米糊"键，煮至提示米糊做好为止，加入冰糖搅拌至化开即可。

营养功效

薏米有渗湿利水、健脾祛湿的功效，有助于保护宝宝皮肤健康。

保护宝宝的牙齿

如何保护宝宝的牙齿

1 ▶▶ **培养宝宝良好的口腔卫生习惯**

宝宝 2 岁以后，就可以培养他自己动手刷牙漱口了。妈妈要对宝宝有信心，多鼓励宝宝去做，不要怕他做不好。要知道宝宝是有很大潜力的，只要妈妈肯放手让宝宝尝试，相信宝宝很快就能掌握。一定要让宝宝养成饭后漱口，早晨起床后及晚上睡觉前刷牙的习惯。

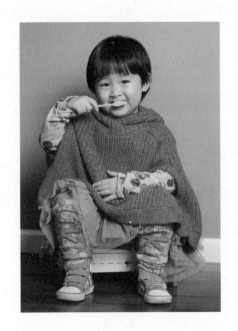

2 ▶▶ **定期给宝宝做牙齿检查**

爸爸妈妈要重视宝宝牙齿的健康检查和保健，每 3 ~ 4 个月就要带宝宝看一次牙医。早些发现龋齿，及时治疗，是预防龋齿扩展的有效方法。

3 ▶▶ **少吃糖**

少给宝宝吃甜食，少吃糖，甚至不吃糖，对预防龋齿也有一定的作用。但要注意，不仅是糖，残留在牙齿间的所有食物，都有引起龋齿的可能，所以在不吃糖的同时，必须保持牙齿的清洁。

4 ▶▶ **3 岁以前的宝宝注意牙膏用量**

牙齿的表面釉质与氟结合可生成耐酸性很强的物质，所以为了预防龋齿，很多牙膏里加入了氟。含氟牙膏对牙齿虽然有保护作用，但是对 2 ~ 3 岁的宝宝来说，他们的吞咽控制能力较差，刷牙后还不懂得怎样吐出牙膏沫，很容易造成误吞，导致氟过量。

巴氏刷牙法，让牙齿更健康

巴氏刷牙法又称水平颤动法，能有效清洁宝宝牙龈沟的食物残渣，减轻牙龈炎症，缓解牙龈出血现象。

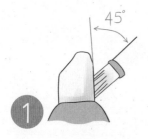

① 刷毛与牙齿呈 45 度角。

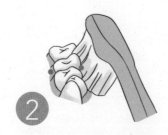

② 将刷毛贴近牙龈，略施压使刷毛一部分进入牙龈沟，一部分进入牙间隙。

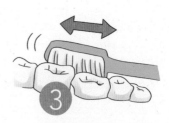

③ 水平颤动牙刷，在 1～2 颗牙齿的范围左右震颤 8～10 次。

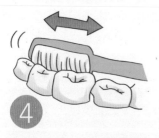

④ 刷完一组，将牙刷挪到下一组邻牙（2～3 颗牙的位置）重新放置。最好有 1～2 颗牙的位置有重叠。

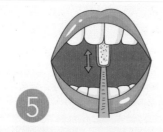

⑤ 将牙刷竖放，使刷毛垂直接触龈缘或进入龈沟，做上下提拉颤动。

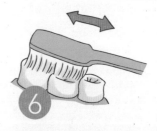

⑥ 将刷毛指向咬合面，稍用力做前后来回刷。

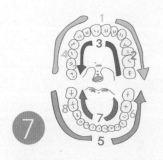

⑦ 刷牙有顺序，每处都刷到。

妈妈经验谈

刷牙这件事，示范＋引导更有效

对宝宝刷牙这件事，千万不要强迫，应该采取示范＋引导的方式。先让宝宝不讨厌，愿意配合，到慢慢喜欢刷牙，最后再到提高刷牙质量。可以用形象的绘本、动画场景来引入，让宝宝慢慢懂得刷牙的重要性，养成刷牙的好习惯。

宝宝各时期营养推荐摄入量

附录

宝宝正在快速成长，他每天吃的食物量能否满足其成长发育的需要呢？这里提供了 0 ~ 6 岁宝宝成长发育各阶段所需的能量及各种重点营养素的每日推荐摄入量，供妈妈们参考，以便更科学合理地给宝宝搭配日常饮食。

推荐摄入量（RNI）是健康个体的膳食营养素摄入量目标，推荐摄入量可以满足某一特定群体中绝大多数（97% ~ 98%）个体的需要。长期保持推荐摄入量水平，可以保证身体中有适当的营养储备。个体摄入量低于推荐摄入量时并不一定表明该个体未达到适宜的营养状态。如果某个体的平均摄入量达到或超过了推荐摄入量，可以认为该个体没有摄入不足的危险。

适宜摄入量（AI）是通过观察或实验获得的健康人群某种营养素的摄入量。当健康个体摄入量达到适宜摄入量时出现营养缺乏的危险性很小，如摄入量长期超过适宜摄入量则可能产生毒副作用。

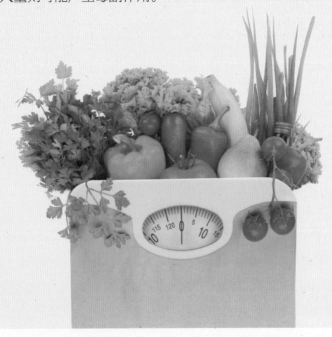

宝宝各时期能量和蛋白质的推荐摄入量及脂肪供能比

年龄（岁）	能量		蛋白质		脂肪
	推荐摄入量（千卡）		推荐摄入量（克）		占能量百分比（%）
	男	女	男	女	
0 ~ 0.5	90（每千克体重每天）		1.5 ~ 3（每千克体重每天）		48
0.5 ~ 1	80（每千克体重每天）		1.5 ~ 3（每千克体重每天）		40
1 ~ 2	900 ~ 1100	800 ~ 1000	25	25	35
2 ~ 3	1100 ~ 1250	1000 ~ 1200	25 ~ 30	25 ~ 30	35
3 ~ 4	1250 ~ 1300	1200 ~ 1250	30	30	35
4 ~ 5	1300 ~ 1400	1250 ~ 1300	30	30	20 ~ 30
5 ~ 6	1400	1250 ~ 1300	30 ~ 35	30 ~ 35	20 ~ 30

某些维生素的推荐摄入量或适宜摄入量

年龄（岁）	维生素 A（微克）	维生素 D（微克）	维生素 B_1（毫克）	维生素 B_2（毫克）
0 ~ 0.5	300	10	0.1	0.4
0.5 ~ 1	350	10	0.3	0.5
1 ~ 4	310	10	0.6	0.6
4 ~ 6	360	10	0.8	0.7

年龄（岁）	维生素 B_6 （毫克）	维生素 B_{12} （毫克）	维生素 C （毫克）	叶酸 （微克）
0 ~ 0.5	0.2 ●	0.3 ●	40 ●	65 ●
0.5 ~ 1	0.4 ●	0.6 ●	40 ●	100 ●
1 ~ 4	0.6	1.0	40	160
4 ~ 6	0.7	1.2	50	190

• 矿物质元素的推荐摄入量或适宜摄入量

年龄 （岁）	钙 （毫克）	磷 （毫克）	钾 （毫克）	钠 （毫克）	镁 （毫克）	铁 （毫克）
0 ~ 0.5	200 ●	100 ●	350	170	20 ●	0.3 ●
0.5 ~ 1	250 ●	180 ●	550	350	65 ●	10
1 ~ 4	600	300	900	700	140	9
4 ~ 6	800	350	1200	900	160	10

年龄 （岁）	碘 （微克）	锌 （毫克）	硒 （微克）	铜 （毫克）	氟 （毫克）	铬 （微克）	钼 （微克）
0 ~ 0.5	85 ●	2.0 ●	15 ●	0.3 ●	0.01	0.2	2 ●
0.5 ~ 1	115 ●	3.5	20 ●	0.3 ●	0.23	4.0	15 ●
1 ~ 4	90	4.0	25	0.3	0.6	15	40
4 ~ 6	90	5.5	30	0.4	0.7	20	50

注：数据来源于《中国居民膳食指南（2016）》，凡标明 ● 的为适宜摄入量，未标的均为推荐摄入量。